La Méthode du Grand Écart

Guide Pour une Flexibilité Sûre: Exercices pour Reuissir le Grand Écart Sans Appareil d'Étirement (Livre en Français / Splits Method French Book)

Freddie Masterson

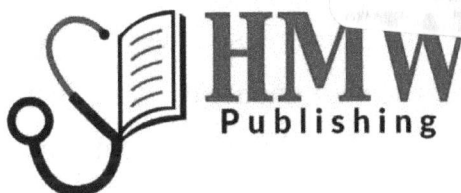

HMW Publishing

I0135268

Pour plus de livres intéressants, visiter :

HMWPublishing.com

Télécharger un autre livre gratuitement

Je tiens à vous remercier d'avoir acheté ce livre et vous offre un autre livre (tout aussi long et utile que ce livre), «santé et remise en forme : les erreurs que vous faites sans le savoir », totalement gratuit.

Visitez le lien ci-dessous pour vous inscrire et le recevoir: www.hmwpublishing.com/gift

Dans ce livre, je corrigerai les erreurs de santé et de remise en forme les plus courantes, vous commettez probablement en ce moment, et je vais vous révéler comment vous pouvez facilement obtenir dans la meilleure forme de votre vie!

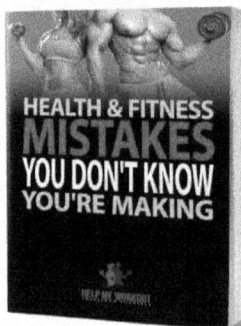

En plus de ce cadeau précieux, vous aurez aussi l'occasion d'obtenir nos nouveaux livres gratuitement, recevoir des cadeaux, et recevoir d'autres e-mails intéressants de ma part. Encore une fois, visitez le lien pour vous inscrire: www.hmwpublishing.com/gift

Table des matières

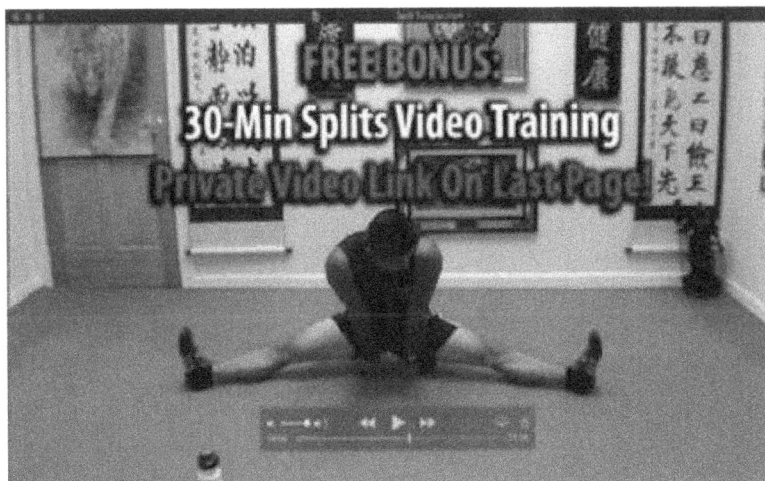

Introduction

Je tiens à vous remercier et vous féliciter d'avoir acheté ce livre, « Méthode de grand écart ». Je suis heureux de pouvoir aujourd'hui partager avec vous quelques idées et secrets qui vous aideront à réaliser le rêve de réaliser le grand écart parfait ! Oui, c'est quelque chose que des millions d'yeux ont en commun. Permettez-moi de vous dire que les efforts déployés par la majorité se sont révélés être une chasse aux oies sauvages puisque la plupart des méthodes pratiquées dans le monde aujourd'hui vous feraient suer, vous fatiguent et vous apportent tout sauf votre rêve du « GRAND ÉCART PARFAIT. »

Ma méthodologie et l'objectif principal de ce livre court mais plein de ressources est de rendre votre corps sain et souple d'une manière simple, efficace et spectaculaire. Je ne vais pas allonger ce guide et vous ennuyer avec tous les discours littéraires et des discussions compliquées, de sorte que tous les autres lecteurs vous ferons sourire parce que ce livre est concis mais il a tout ce que vous devez savoir pour vous convertir en un perfectionniste dans l'exécution des grands écarts. Donc, vous devez vous demander: « Même si ce livre est un idéal, quel est le temps minimum qu'il me faudra pour réaliser le grand écart? » La réponse à cette question est : cela dépend vraiment. Cela peut prendre d'aussi peu que quelques jours à quelques mois, tout dépend vraiment de votre niveau de flexibilité actuel.

De plus, mon nom est Freddie Masterson et je suis l'auteur principal de ce livre. Avant d'écrire ce livre, j'ai pratiqué cette technique d'étirement au cours des vingt-cinq dernières années. Maintenant, si vous avez essayé d'effectuer le grand écart pendant un certain temps et vous êtes étiré régulièrement, ce guide peut même vous aider à y parvenir en aussi peu de temps que quelques jours. Vous connaissez que votre corps mieux que quiconque et sans aucun doute, chaque personne a une structure unique, de sorte que le temps varie pour chacune des personnes.

En ce qui concerne ce que j'ai fait toute ma vie, je considère que cette technique est la meilleure parce que j'ai une expérience approfondie du yoga, des exercices d'étirement, des étirements pour secouriste. J'ai même acheté des machines d'étirement des jambes d'une valeur de 250 $ pour pouvoir atteindre le grand écart parfait. En un mot, j'ai essayé toutes les options disponibles pour accomplir le grand écart, mais pour moi, seule cette technique a fonctionné. J'ai obtenu les meilleurs résultats en utilisant cette méthode, et j'ai démontré cette technique de nombreuses fois dans mes cours d'arts martiaux. Merci encore d'avoir acheté ce livre, j'espère qu'il vous plaira.

Aussi, avant de commencer, je vous recommande **vous abonner à notre bulletin électronique** pour recevoir des mises à jour sur les nouvelles versions de livres ou les promotions à venir. Vous pouvez vous inscrire gratuitement, et en prime, vous recevrez un cadeau gratuit. Notre livre « Santé et remise en forme : les erreurs que fous faites sans le savoir »! Ce livre a été écrit pour démystifier, exposer les meilleurs À FAIRE et À NE PAS FAIRE et enfin vous fournir les informations dont vous avez besoin pour obtenir dans la meilleure forme de votre vie. En raison de la quantité énorme de désinformation et mensonges proférés par les magazines et les « gourous » autoproclamés, il devient de plus en plus difficile d'obtenir des informations fiables pour se mettre en forme. Plutôt que d'avoir à passer par des dizaines de sources biaisées, peu fiables et non fiables pour obtenir vos informations de santé et de remise en forme.

Encore une fois, pour vous abonner à notre bulletin électronique gratuit et recevoir une copie gratuite de ce livre précieux, s'il vous plaît visitez maintenant le lien et inscrivez-vous : **www.hmwpublishing.com/gift**

13

Chapitre 1 - Apprendre les bases

Il est important d'apprendre les rudiments des écarts avant de commencer cette entreprise.

Définition des écarts:

Le grand écart est la position typique du corps dans lequel vos jambes sont allongées autant que possible, mais dans des directions opposées. Regardez l'image ci-dessous pour visualiser les grands écarts latéraux.

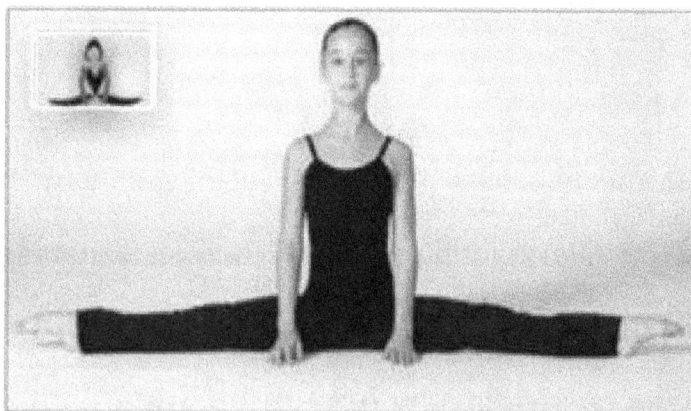

Tout en effectuant le grand écart l'angle entre les deux jambes est presque de 180 degrés. Apprenons un peu plus sur les bases du grand écart:

Un exercice de grand écart implique la flexibilité étonnante de trois muscles: iliacus - psoas – ischio-jambiers

- **iliacus**- Selon Wikipedia - Le muscle iliaque est un muscle plat triangulaire, qui remplit la fosse iliaque du côté intérieur de l'os iliaque.

- **psoas** - psoas est un muscle de surface, que la plupart d'entre nous ne peut pas fléchir ou relâcher à volonté. C'est un tissu profond impliqué dans les interactions et mouvements complexes à travers le centre et la partie inférieure du corps.

- **ischio-jambiers** - Les muscles ischio-jambiers comprennent trois muscles distincts, les biceps, crural et tendineux. Ce sont principalement des muscles à contraction rapide, répondant à de faibles répétitions et des mouvements puissants.

Une connaissance approfondie des muscles est essentielle, mais ce n'est pas nécessaire de devenir un expert pour en apprendre davantage sur le grand écart. les grands écarts peuvent également être classés dans une variété de types selon l'orientation du corps.

Voici une brève liste des différents types de grand écart que vous pouvez effectuer :

- grand écart latéral
- grand écart au dessus
- grand écart vers l'avant

- grand écart vertical

- grand écart avec torsion

- demi grand écart

- saut du grand écart à cheval

Une fois que vous avez appris à faire le grand écart latéral, tous les autres types de grand écart viennent très facilement et sans trop d'efforts. Le grand écart latéral est le type de fentes dans lequel les deux jambes sont dans en sens opposé par rapport au tronc. Vous pouvez faire revenir en arrière pour voir l'image du grand écart latéral. Nous allons maintenant entrer dans le vif du sujet - « isométriques » - l'exigence primordiale pour la réalisation des grands écarts.

Chapitre 2 - Les exercices isométriques

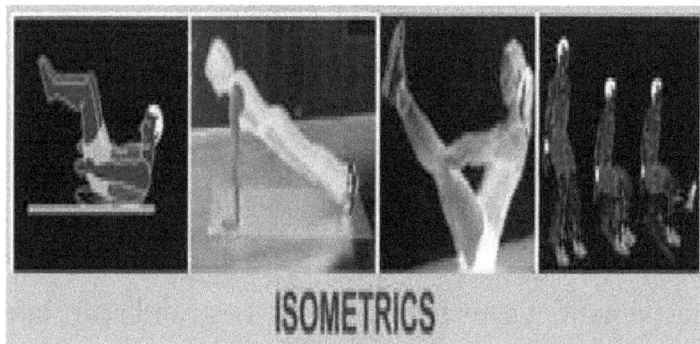

ISOMETRICS

Nous entrons lentement dans l'arène pour effectuer de vrais grands écarts latéraux. Si vous avez déjà essayé de faire le grand écart latéral, vous devez connaître l'importance de la force musculaire pour l'effectuer sans douleur. Lorsque vos muscles sont en position ferme, vous mettrez beaucoup de pression sur vos muscles. Cette pression comprend votre POIDS et la CONTRACTION ISOMÉTRIQUE.

Les isométriques sont un type d'exercice dans lequel l'angle commun et la longueur du muscle ne changent pas lors de la contraction. Les isométriques sont en contraste avec la contraction concentrique ou excentrique, qui est généralement appelée mouvements dynamiques ou isotonique. Les isométriques se font dans des positions fixes, au lieu d'être dynamique à travers une série de mouvement. Regardez les images ci-dessus, et vous commencez à comprendre ce que sont les exercices isométriques.

La contraction isométrique est une contraction PUISSANTE, EXTRÊME et SIGNIFICATIVE des muscles qui augmente la longueur, la force et l'élasticité nécessaire pour les grands écarts. Vous faites ce genre de style exercice afin de FATIGUER votre corps plutôt que de lui faire mal parce que la fatigue est le principal obstacle entre vous et le grand écart parfait. Finalement,

19

lorsque vous continuez à faire les exercices isométriques, cela fatigue encore plus vos muscles et les laisse rien moins que DÉTENDUS, ce qui est ce que nous voulons accomplir.

Mon expérience personnelle avec les exercices isométriques

Quand je faisais des démonstrations de Jiu Jitsu brésilien, notre instructeur nous a fait subir un contrôle précis, le poids et la gestion de la fatigue. Cependant, si notre instructeur nous surprenait à utiliser nos muscles ou ce que j'aime appeler « les méthodes musclées. » (Musclées est la dépendance totale sur la force musculaire pendant la lutte), il nous retirait sur le côté et nous devions faire 50 pompes. Il le faisait encore et encore jusqu'à ce que nos bras soient si fatigués; nous

étions incapables d'utiliser les techniques « musclées » ...
même si nous essayons!

La musculature n'est pas d'une importance primordiale, car si on ne compte que sur la force musculaire, au moment où vos muscles se fatiguent vous abandonnez. De plus, en ayant nos muscles si fatigués, nous avons été contraints d'utiliser l'effet de levier et une bonne technique!

Qu'est-ce qu'une bonne technique ?

C'est ce que nous appelons « les isométriques. » Elle protège nos muscles contre les blessures. C'est la résistance des trois muscles qui rend le grand écart si difficile à atteindre. Nous faisons de gros efforts pour accomplir le grand écart latéral, mais nos espoirs sont déçus, nous commençons à chercher des MIRACLES.

Nous achetons des machines coûteuses d'étirement d'une valeur d'environ 250,00 $ et nous nous attendons à ce que le fait d'agoniser conduira à une amélioration de nos progrès pour le grand écart latéral, ce qui pourrait causer un préjudice permanent à vos muscles. Je ne veux pas être sarcastique du tout, mais c'est ce que presque chacun d'entre nous y compris MOI avons fait, et nous avons échoué piteusement.

Les isométriques d'autre part, réparent les muscles de la même façon que la formation de poids. Les isométriques rendent les muscles plus forts, plus souples, et les ALLONGENT. Nous allons maintenant procéder au GRAND ÉCART LATÉRAL. Cependant, avant de le faire, il est nécessaire de résumer les points clés des paragraphes ci-dessus.

- Les Isométriques sont un type d'exercice dans lequel l'angle de l'articulation et la longueur du muscle ne changent pas lors de la contraction.

- Si vous continuez à faire des exercices isométriques, cela fatiguera encore plus vos muscles et les laissera rien moins que DÉTENDUS, ce qui est l'exigence principale pour la réalisation des grands écarts latéraux.

Chapitre 3 - Toujours s'échauffer en premier

« *Pour améliorer l'amplitude des mouvements et éviter les blessures, vous avez besoin de vous étirer, mais ne le faites jamais lorsque les muscles sont froids.* » - *William Levine, MD, chirurgien orthopédique et directeur de la médecine du sport à l'Université de Columbia Medical Center à New York.*

Vous devez commencer votre échauffement avec des exercices d'aérobie légère à main libre pour envoyer le sang à votre tissu musculaire et avant de faire tout étirement.

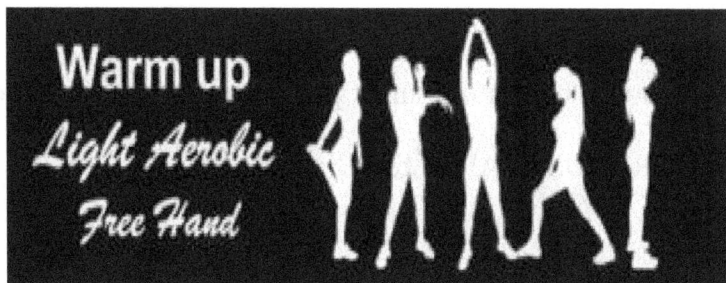

Warm up
Light Aerobic
Free Hand

Pourquoi avez-vous besoin de vous échauffer ?

Les exercices d'échauffement sont cruciaux avant de faire des séances d'entraînement, ou d'essayer de se qualifier pour le test ci-dessus - « Testez votre potentiel. » La préparation des muscles et des articulations pour une activité plus intense prévient les blessures et favoriser la circulation sanguine. Les exercices d'échauffement augmentent la température du corps et rendent les muscles plus souples et réceptifs à une activité intense. Un très grand nombre d'experts sera d'accord que vous devriez d'abord faire des exercices d'échauffement avant l'étirement. Le réchauffement devrait augmenter votre fréquence cardiaque, mais pas au niveau connu au cours de GRANDS ÉCARTS réels.

Faites les exercices habituels que vous faites pour vous échauffer et détendre vos muscles. Commencez par un footing simple puis des étirements. Réchauffez votre corps pour que vos muscles se détendent en particulier les ischio-jambiers et psoas-iliaque. Ceux-ci peuvent être spécifiquement appelés les « muscles de l'arrière de la cuisse. »

Il est important de connaître les limites des exercices d'échauffement.

Vous devez écouter votre corps. Si vous vous sentez fatigué, mal à l'aise ou remarquez une diminution de vos performances, vous devriez peut-être prendre plus de temps de récupération ou faire une pause d'échauffement tout à fait. Si vous vous sentez actif, vous ne vous forcez pas pour faire les exercices lentement. Si vous faites attention, votre corps vous fera savoir ce qu'il lui faut et quand il faut arrêter.

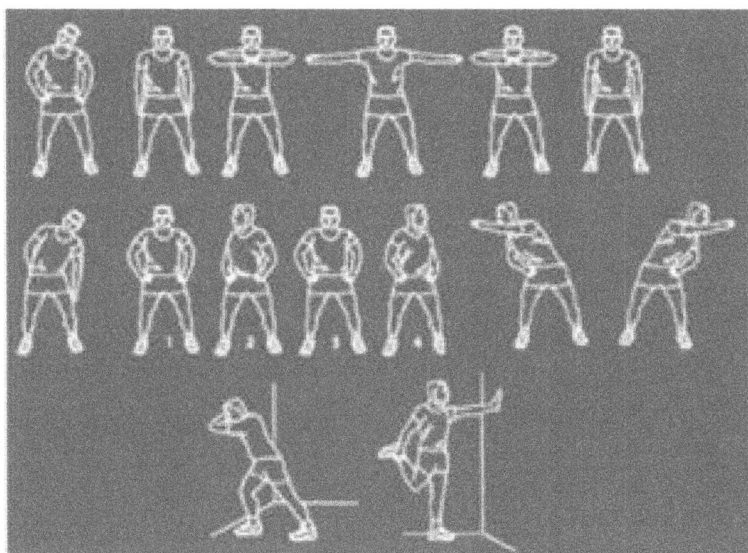

Si vous vous sentez fatigué, il est préférable de faire de la marche rapide ou du jogging lent pendant environ dix à quinze minutes, plutôt que de vous étirer avant l'exercice. Le sens de refroidissement signifie simplement ralentir, et ne jamais arrêter complètement.

Continuer de se déplacer à une très faible intensité pendant 5 à 10 minutes après une séance d'entraînement aide à éliminer l'acide lactique de vos muscles et il peut également contribuer à réduire la raideur musculaire.

Que se passe-t-il si vous oubliez ou ne vous étirez pas ?

Si par hasard vous oubliez de réchauffer votre corps, vous allez ou pourriez éventuellement endommager vos muscles, causer de la douleur, et sûrement ne pas être en mesure de faire grand écart. Rappelez-vous, la fatigue après un entraînement vigoureux permettra à vos muscles de se détendre. Un bon échauffement prépare votre corps pour une activité plus intense. L'échauffement donnera à votre corps le temps de s'adapter aux exigences de l'exercice.

Vous devez vous échauffer pendant 5-10 minutes en faisant quelques exercices légers, comme indiqué dans le chapitre suivant et vous devez vous étirer. La raison est que l'étirement de muscles froids peut contribuer directement déchirer ou froisser les muscles.

L'étirement, ou devrais-je dire un étirement dynamique aidera votre corps à se préparer pour la formation. Il est également un élément essentiel de la récupération après une activité d'échauffement. Encore une fois, vous devez passer à l'étirement après l'échauffement et toutes les sessions de formation devraient aussi se terminer par des étirements.

Chapitre 4 - Testez votre potentiel

Vous devez tester votre potentiel avant d'essayer de tenter un grand écart latéral. Il y a quelques petites choses que ce livre ne peut pas vous apprendre et tester votre potentiel pour les grands écarts latéraux est l'une d'entre elles. Vous devez le faire vous-même, car c'est un processus d'auto-évaluation.

Votre BASSIN est le seul obstacle entre vous et votre réussite de grands écarts latéraux parfaits, sauf si vous avez une déformation physique. Cependant, ne vous inquiétez pas, la pratique rend tout le monde parfait. En outre, avant de subir trop d'anxiété à cause de ce test, laissez-moi soulager votre tension. Dans toute ma carrière, je ne l'ai jamais vu quelqu'un ECHOUER à ce test. Nous allons expérimenter la structure osseuse en effectuant un DEMI grand écart latéral.

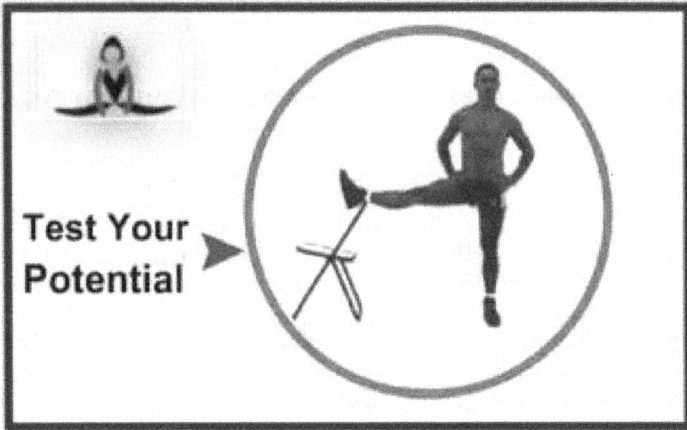

Test Your
Potential

Étape 1) : Assurez-vous de vous échauffer et étirer votre corps.

Placez ensuite votre corps de telle sorte que votre pied repose sur un plan, dont la hauteur est égale à la hauteur de votre taille, par exemple, sur une chaise en fer, un canapé, une table, un comptoir de cuisine ou un objet qui vous convient. Il est également préférable de l'effectuer devant un miroir.

Étape 2) : Maintenant que vous avez correctement positionné votre corps.

Il devrait ressembler exactement comme indiqué dans l'image ci-dessus. Ceci est la moitié d'un grand écart latéral parce que la jambe est à l'angle droit par rapport à votre bassin et est positionné loin du corps.

Étape 3) : Maintenant, regardez le miroir.

Observez si votre position est debout et droite comme si vos pieds reposaient sur le sol avec un corps en position verticale. À ce stade, vos hanches DOIVENT ÊTRE ALIGNÉES, si vous ne ressentez pas une sensation « d'OS CONTRE OS » cela signifie que vous avez la possibilité de faire des grands écarts latéraux. C'est cette sensation d'os contre os qui empêche le corps de se tenir dans une posture droite.

Qu'avez-vous fait ?

Oui, vous avez fait « un demi grand écart latéral » avec les deux jambes. C'est la preuve que vos articulations de la hanche ont toute la mobilité nécessaire pour effectuer un grand écart latéral complet. Vous avez également prouvé que les muscles des jambes sont assez longs pour effectuer un grand écart latéral.

Maintenant, vous pouvez effectuer un grand écart latéral avec les deux jambes allongées sur le côté en même temps. Rien d'autre que votre système nerveux ne vous empêche de faire un grand écart latéral parfait. Il est important d'apprendre à votre système nerveux les méthodes d'étirement parfait. Une fois que vous faites cela, vous serez en mesure de faire le grand écart latéral à tout moment. Je suis convaincu que très bientôt, vous serez tout sourire en faisant les grands écarts latéraux ! À l'avenir, s'il vous plaît

suivez ce guide systématique sans idées préconçues,

car cela vous aidera à gagner du terrain et vous

permettra de progresser plus rapidement.

Chapitre 5 Exercices d'étirement

Comme nous l'avons mentionné plus haut, vous devez également passer à l'étirement après l'échauffement. Cela permettra d'améliorer votre capacité à effectuer des grands écarts latéraux. Une fois que vos muscles sont échauffés, passez quelques minutes sur les étirements. Étant donné que le but de votre échauffement est d'augmenter votre rythme cardiaque et de vous préparer pour un travail plus intense de grand écart latéral, vous pouvez choisir un étirement qui convient à votre corps et à l'environnement d'entraînement.

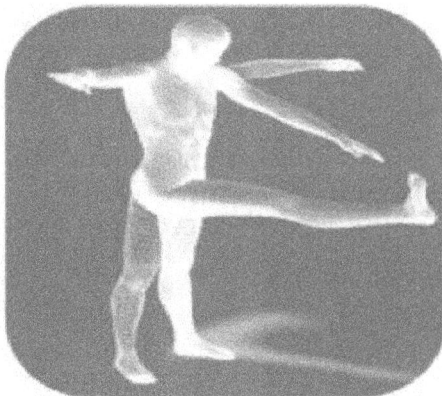

Dynamic Stretching

Qu'est-ce que l'étirement dynamique ?

L'étirement dynamique consiste en des mouvements lents et contrôlés. Il peut inclure des mouvements simples comme des cercles de bras, la rotation des hanches, des mouvements de type de yoga, et une certaine forme de jogging ou la marche. Les trois images ci-dessous mettent en évidence certaines postures de différents étirements.

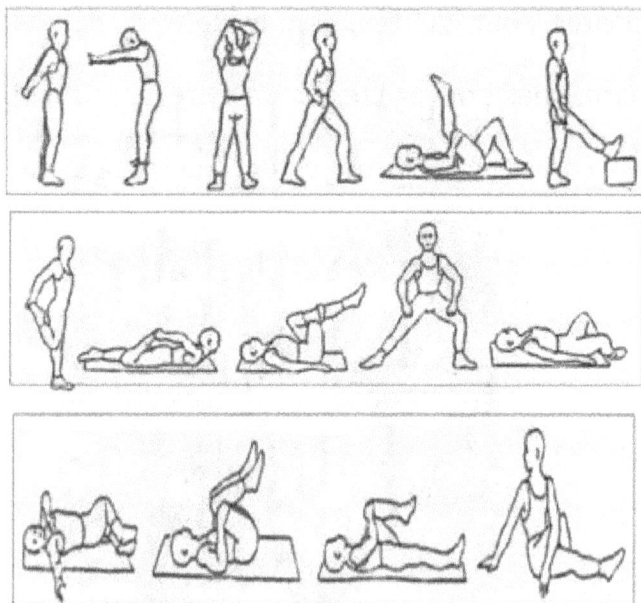

Voici quelques accessoires simples nécessaires pour des exercices d'étirement :

- Tapis de sol ou un tapis pour une assise confortable.

- Table ou meubles similaires pour soutenir votre poids corporel au départ.

- Chaussures - porter des chaussures est adapté pour les débutants.

- Chronomètre pour mesurer votre performance.

L'étirement est l'élément clé pour aider à rallonger et desserrer vos muscles. L'étirement n'est pas la première chose que vous devriez faire avant l'exercice. Je me répète à dessein, mais je ne peux pas insister assez sur ce point. Vous devriez toujours vous échauffer pendant 5-10 minutes en faisant quelques exercices légers et **après** vous devez vous étirer. La raison est que l'étirement de muscles froids peut conduire directement aux déchirures et élongations de muscles.

Je vais vous montrer les méthodes simples pour effectuer certains exercices d'étirement sélectionnés et pertinents pour le grand écart latéral. Cependant, avant de le faire, laissez-moi souligner quelques points importants au sujet des étirements.

Quelques avantages de l'étirement :

•	Réduit la douleur musculaire après l'échauffement.

•	Accélère la guérison des tissus musculaires

•	Améliore l'équilibre et la coordination

•	Améliore la posture

•	Favorise la relaxation musculaire

- Stimule les niveaux d'énergie de votre corps

- Soulage les douleurs dorsales et articulaires

- Réduit le risque de douleur dorsale

- Favorise la relaxation totale du corps et un plus grand sentiment de bien-être

- Maintient la flexibilité à vie

L'exécution de grands écarts latéraux est une opération difficile. C'est très utile pour les gymnastes, danseurs, et pratiquement tous les sportifs. Elle exige une énorme quantité de flexibilité dans les ischio-jambiers, l'aine, les adducteurs de la hanche et le bas du dos. Que vous soyez déjà flexible ou non, vous trouverez une plus grande flexibilité et l'amplitude de mouvement si vous étirez vos muscles avant et après avoir effectué un grand écart latéral.

Enfin, juste avant de commencer l'étirement, je veux que vous fassiez très attention et je veux que vous lisiez attentivement ce qui suit afin de vous assurer d'éviter toute blessure.

Précautions pendant l'exercice d'étirement (À lire attentivement) :

• Ne pas forcer une articulation au-delà de son amplitude normale de mouvement car cela pourrait conduire à une instabilité de l'articulation.

• Soyez très prudent si vous souffrez d'ostéoporose ou prenez des stéroïdes car le risque de fractures est élevé.

• Évitez l'étirement agressif des muscles que vous avez immobilisé dans une attelle ou un plâtre. Les tissus conjonctifs perdent leur force après une certaine période d'immobilisation.

• L'étirement doit progresser graduellement. Dans certains cas, ça peut prendre plusieurs semaines d'un programme d'étirements avant de voir des résultats significatifs, il ne faut pas se précipiter.

• Vous ne devriez pas éprouver plus qu'un certain malaise transitoire après une séance d'étirements.

• Toute douleur qui dure plus de quelques jours peut indiquer la présence d'une inflammation. Le fameux dicton « pas de douleur, aucun gain » ne s'applique vraiment pas ici.

• Évitez de vous étirer si vous avez des tissus musculaires gonflés ou œdémateux, car ils sont plus susceptibles d'être endommagés.

• Évitez de trop vous étirer si vous avez des muscles faibles.

- Assurez-vous de toujours continuer à respirer pendant un étirement. Retenir votre respiration peut affecter votre tension artérielle.

Voici d'importants exercices d'étirement pertinents pour effectuer les grands écarts latéraux:

La grenouille face vers le bas :

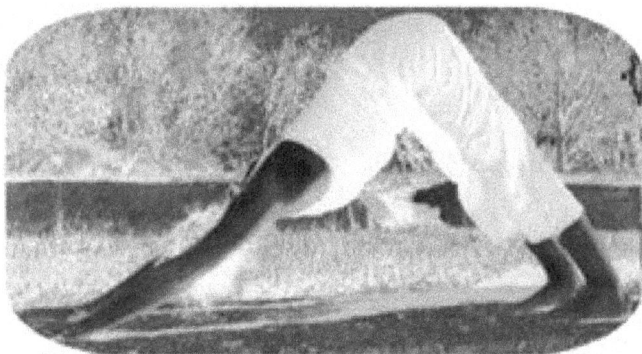

Downward Facing Frog

La grenouille face vers le bas est un exercice d'étirement profond pour l'aine, les hanches et le bas du dos. Placez les mains et les pieds sur le sol, tout comme sur l'image, en alignant vos poignets sous vos épaules et vos genoux sous vos hanches. Ouvrez vos genoux aussi largement que possible et alignez vos chevilles avec vos genoux. Dirigez vos orteils et v os pieds tournés vers les côtés. Imaginez que vos jambes sont des cuisses de grenouille écartées de chaque côté. Reposez sur vos avant-bras et laissez tomber votre torse vers le sol. Si vous ressentez trop de pression sur vos genoux, alors mettez des couvertures pliées ou des oreillers avant de commencer la pose. Gardez la pose pendant au moins 30 secondes jusqu'à cinq minutes.

Instructions pour effectuer cet étirement :

(a)   À partir de la position de la table, repoussez les orteils vers le bas, pressez les entre les mains et commencez à soulever les hanches vers le plafond.

(b) Écartez les doigts avec le majeur vers l'avant et écarter vos paumes de la largeur des épaules. Exercez une pression à travers les doigts et les bords des mains.

(c) En utilisant les bras droits, mais pas verrouillés, appuyez sur les hanches de haut en bas de la poitrine jusqu'aux cuisses. Soulevez votre coccyx pour garder votre colonne vertébrale droite et longue.

(d) Écartez vos pieds de la largeur des hanches avec les orteils vers l'avant. Appuyez vos talons dans le sol pour sentir un étirement dans vos jambes et sur l'arrière des jambes. Les jambes doivent également être droites, ou vous pouvez avoir un léger fléchissement de vos genoux pour garder le dos plat.

(e) Laissez la tête et le cou pendre librement des épaules ou regardzr le nombril.

(f) Retenez votre souffle et faites-le pour au moins 4-8 respirations.

(g)   Pour finir : pliez les genoux et descendez les hanches en position de table, ou adopter complètement une position d'enfant.

Étirement assis en fourche:

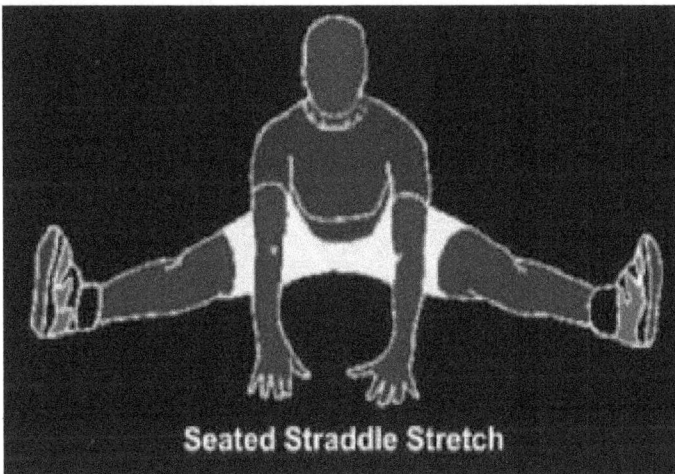

Seated Straddle Stretch

Pendant l'étirement assis en fourche, vous allez étirer l'aine, les ischio-jambiers et les muscles du bas du dos. Asseyez-vous sur le sol et assurez-vous de garder votre colonne vertébrale droite et vos jambes étendues sur le sol devant vous. Écartez vos jambes et essayez de les mettre aussi large que possible pour faire une forme de « V », assurez-vous aussi que vos genoux et orteils pointant vers le ciel. Faites travailler vos muscles de base en rentrant votre nombril vers l'intérieur de votre colonne vertébrale et allongez votre colonne vertébrale.

Détendez la taille et pliez vers l'avant, abaissez votre torse et assurez-vous qu'il est orienté vers le sol.

Maintenez cet étirement de 30 secondes à 5 minutes.

(3)   Étirement papillon :

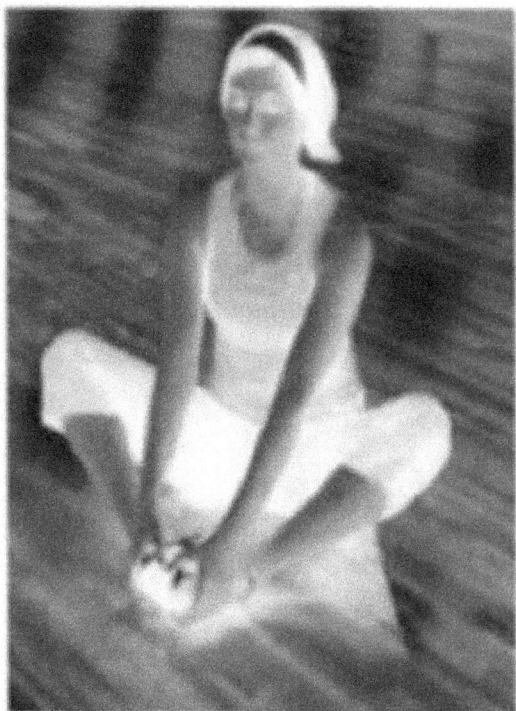

l'étirement papillon extensible cible l'aine intérieure, les hanches et les muscles du bas du dos. Pour réaliser cet étirement, assurez-vous êtes assis verticalement avec une colonne vertébrale droite. Assurez-vous également de plier les genoux, presser ensemble les plantes de pieds directement devant votre aine. Tenez vos orteils avec vos deux mains. Poussez en avant vers votre taille et abaissez votre torse autant que possible vers le sol.

Appuyez fermement sur les pieds l'un contre l'autre pour encourager vos hanches à s'ouvrir encore plus loin. Maintenez votre mouvement d'étirement pendant 30 secondes jusqu'à 5 minutes.

(4) Étirement des adducteurs des hanches :

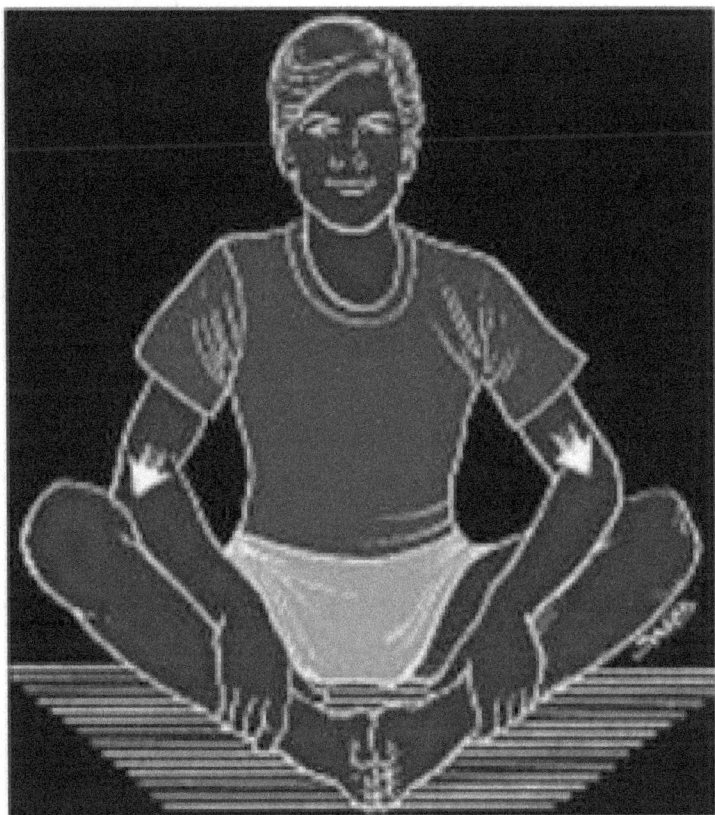

Asseyez-vous sur une surface ferme et placez la plante de vos pieds pour former un cercle avec vos jambes. Penchez-vous doucement vers l'avant pour ressentir un étirement de l'intérieur de la cuisse. Pour un étirement plus fort, utilisez vos bras pour pousser vos genoux doucement vers le sol. Tenez votre position pendant 15 à 30 secondes. Ceci étire les ischio-jambiers. Répétez cet exercice au moins 5 fois.

(5) Étirement du mollet plié

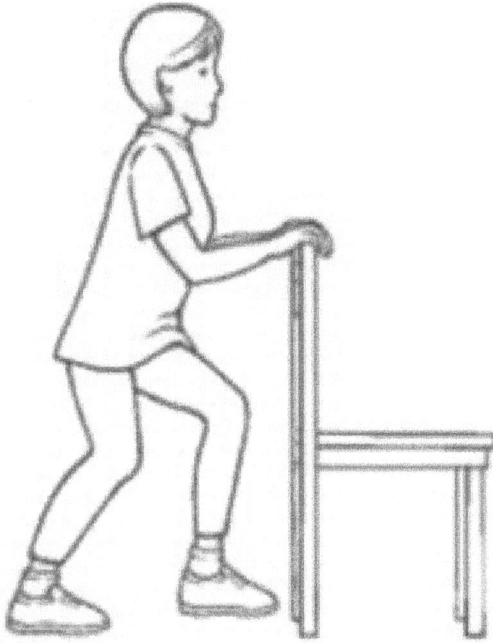

• Appuyez-vous contre un mur, un arbre ou une chaise pour le soutien.

• Posez votre pied droit en arrière ; assurez-vous de garder vos orteils pointés vers l'avant.

• Pliez légèrement votre genou gauche, il ne faut jamais aller au-delà de vos orteils.

- Pliez lentement votre genou droit pendant ce temps.

- Gardez votre tête haute et la colonne vertébrale droite.

- Appuyez sur le talon du pied droit au sol.

- Maintenez puis répétez avec la jambe gauche.

(6) Étirement avant du mollet et de l'orteil :

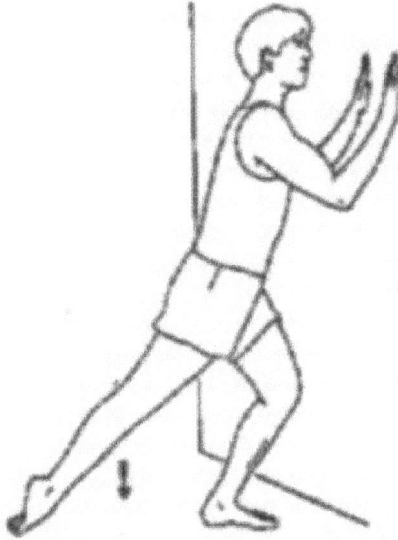

- Appuyez-vous contre un mur, un arbre ou une chaise pour le soutien.

- Pliez votre genou gauche et assurez-vous de ne jamais le laisser aller au-delà de vos orteils.

- Reculez votre jambe droite en arrière avec vos orteils pointés vers l'arrière.

• Gardez votre tête haute et la colonne vertébrale droite.

• Appuyez doucement sur l'avant du pied arrière et baissez la jambe vers le sol.

• Maintenez puis répétez avec la jambe gauche

Un bon conseil que vous devriez garder à l'esprit pendant l'étirement

Étirez votre corps jusqu'à ce qu'il soit fatigué. Vous ne devriez pas vous faire mal. Si vous ressentez une douleur, votre corps n'est pas assez fatigué.

Des documents complémentaires sont couverts au chapitre - 3- « Échauffez-vous toujours d'abord » et ici au Chapitre - 5 - « Exercices d'étirement. »

Lisez les chapitres attentivement, et maitrisez ces étirements. Essayez les deux exercices. Si vous ne pouviez pas passer - Chapitre - 4 - « Testez votre potentiel » essayez maintenant, et je suis sûr que vous passerez le test.

Chapitre 6 – Étirement : préparation au grand écart

Pour moi notre mission est de vous enseigner le grand écart dans ce livre. Vous remarquerez que je vous ai présenté des images représentatives dans tous les chapitres. Je crois que vous pouvez faire le grand écart avec ce guide , mais vous devez le lire plusieurs fois et pratiquer les exercices en suivant les images, jusqu'à ce que vous puissiez effectuer vos tâches sélectionnées à l'aise. Nous sommes très près de l'apprentissage de la technique de faire le grand écart. Vous devez maîtriser ce chapitre parce que vous devez faire facilement l'étirement pour apprendre le grand écart.

Il existe deux types de grand écart, le grand écart latéral, et le grand écart vers l'avant. Ces deux grands écarts exigeront une flexibilité considérable dans le bas du dos, les ischio-jambiers et l'intérieur des cuisses. Je vous ai montré une série d'exercices d'étirement préparatoires au « Chapitre - 5- Exercices d'étirement ». Avant d'essayer de vous étirer pour apprendre à faire le grand écart, vous devez obtenir la flexibilité nécessaire grâce à des exercices d'étirement. Ceci est la condition première pour un grand écart fructueux et sans douleur.

Rappel « Exercices de préparation » avant le grand écart :

• Échauffez-vous avec un exercice de 10 minutes - voir - Chapitre -3 - « Toujours s'échauffer en premier. »

• Faire « l'étirement assis en fourche (voir le chapitre 5)

• Debout, pieds écartés de la largeur des épaules et bras sur les côtés.

- Balancez votre jambe droite et essayer de toucher la poitrine avec la cuisse.

- Gardez la jambe droite tout au long du mouvement et balancer vos bras pour aider votre équilibre.

- Faites 20 répétitions, puis changez de jambe.

Vérification finale : Avez-vous atteint une flexibilité considérable dans le bas du dos, les ischio-jambiers et l'intérieur des cuisses ? Sinon, suivez l'exercice Golden-4-Step Freehand, et vous serez prêt pour le grand écart :

Golden-4-Step Freehand - Étape - 1:

- Allongez-vous sur le dos sur un tapis d'exercice. Gardez votre jambe gauche étirée et pliez la jambe droite.

Soulevez la jambe droite et amenez votre cuisse aussi près que vous pouvez de votre poitrine. Maintenez la position et comptez jusqu'à 10. Croisez votre jambe pliée par-dessus la jambe étirée et essayez de toucher le sol avec votre genou tout en gardant les épaules au sol.

- Maintenez et comptez jusqu'à 10.

- Répétez la même séquence de mouvements avec la jambe gauche. Pliez les deux jambes, gardez les ensemble et soulevez les vers votre poitrine. Gardez votre dos sur le plancher.

- Maintenez et comptez jusqu'à 10.

- Abaisser les deux jambes, de sorte que vos cuisses soient à 90 degrés de votre corps et vos pieds ne touchent pas le sol. Gardez vos jambes et les genoux pliés et les balancer à votre gauche. Essayez de toucher le sol avec les genoux. Maintenez la position pendant 10 secondes et balancer vers la droite.

Ces exercices amélioreront la flexibilité de votre bas du dos.

Golden-4-Step Freehand - Étape – 2 :

• Asseyez-vous sur un tapis d'exercice avec votre dos droit.

• Pliez les deux jambes et placez ensemble la plante de vos pieds. Mettez vos talons aussi près que possible de votre aine. Attrapez une cheville avec chaque main et posez vos coudes à l'intérieur de vos cuisses. Appuyez doucement sur vos cuisses avec vos coudes et essayer de toucher le sol avec vos genoux. Maintenez la position et le comptez jusqu'à 10. Détendez-vous et répéter cinq fois.

• Pour la cinquième fois, penchez-vous en avant et essayer de mettre votre poitrine aussi près du sol que possible.

- Maintenez la position pendant 10 secondes, détendez-vous et répétez quatre fois. Ceci étend l'aine, l'intérieur des cuisses et le bas du dos.

Golden-4-Step Freehand - Étape – 3 :

- Asseyez-vous sur un banc ou un canapé.

- Placez un pied au sol et étirez l'autre jambe sur un banc en face de vous. Pliez un peu la jambe sur le banc, penchez-vous en avant et saisissez les boules de votre pied. Tirez doucement les boules et les orteils de votre pied vers vous jusqu'à ce que vous sentiez un étirement dans votre mollet.

- Maintenez et comptez jusqu'à 20. Détendez-vous pendant 2 minutes.

- Ensuite, tirez plus fermement les boules de votre pied vers vous et essayez en même temps de redresser la jambe en poussant sur votre main avec votre mollet.

- Ne pas redresser la jambe. Maintenez et comptez jusqu'à 20 . Relaxez pendant 2 minutes. Ensuite, étirez vos muscles ischio-jambiers. Redressez votre jambe, placez vos mains près de votre talon, penchez-vous vers l'avant et essayez de toucher votre poitrine de la cuisse.

- Maintenez la position pendant 20 secondes.

- Changez de jambe et répétez la séquence de mouvements.

Golden-4-Step Freehand - Étape finale :

- Effectuer cet étirement assis.

- Asseyez-vous sur le sol avec les deux jambes tendues sur les côtés aussi largement que possible. penchez-vous vers une main, pliez des hanches et essayez de toucher vos genoux de votre poitrine. Maintenez la position pendant 10 secondes puis appuyer sur l'autre côté et répétez le mouvement.

- Ensuite atteignez l'avant avec les deux mains, pliez vos hanches et essayez de toucher le sol de votre poitrine. Maintenez et comptez jusqu'à 10. Répéter la séquence de mouvements. Ceci étire l'intérieur des cuisses, les ischio-jambiers, et les hanches.

(Remarque : Vous pouvez utiliser un partenaire pour vous aider à faire l'écartement assis ; votre partenaire se trouve devant vous avec les jambes écartées largement et se penche en avant pour saisir vos poignets Il positionne chaque talon à l'intérieur de vos pieds et pousse doucement pour écarter vos jambes tout en vous tirant vers l'avant).

- Maintenez l'étirement et comptez jusqu'à 10.

- Détendez-vous pendant 2 minutes et répétez.

- Maintenant, vous devriez être prêt à faire les grands écarts.

Chapitre 7 - Simple étirement pour grand écart latéral

Le grand écart est l'un de ces mouvements qui est facile pour certaines personnes et beaucoup plus difficile pour les autres. Même si vous avez les muscles tendus, vous serez toujours en mesure de le maîtriser si vous travaillez dur et vous étirez continuellement.

Dans ce chapitre, je vais vous montrer des mouvements simples d'étirement pour grand écart latéral. Il sera sage pour un débutant de maîtriser les « simples étirements » avant de passer aux « Étirements avancés pour grand écart complet » dans le chapitre suivant.

Voici une autre petite mise en garde pour vous:

Assurez-vous de faire chaque étirement des deux côtés - vous voulez un bon grand écart à la fois sur votre jambe droite et la jambe gauche. En outre, ne faites pas ces étirements jusqu'à ce que vous sentiez que vous êtes prêt à le faire. Pratiquez tous les étirements mentionnés précédemment être aussi flexible que possible et alors seulement commencez progressivement les étirements mentionnés dans ce chapitre. Nous voulons éviter toute blessure à tout prix! S'il vous plaît suivez l'illustration ci-dessous.

Étapes pour étirement simple pour grand écart latéral:

Étape 1) Position de départ pour un grand écart latéral :

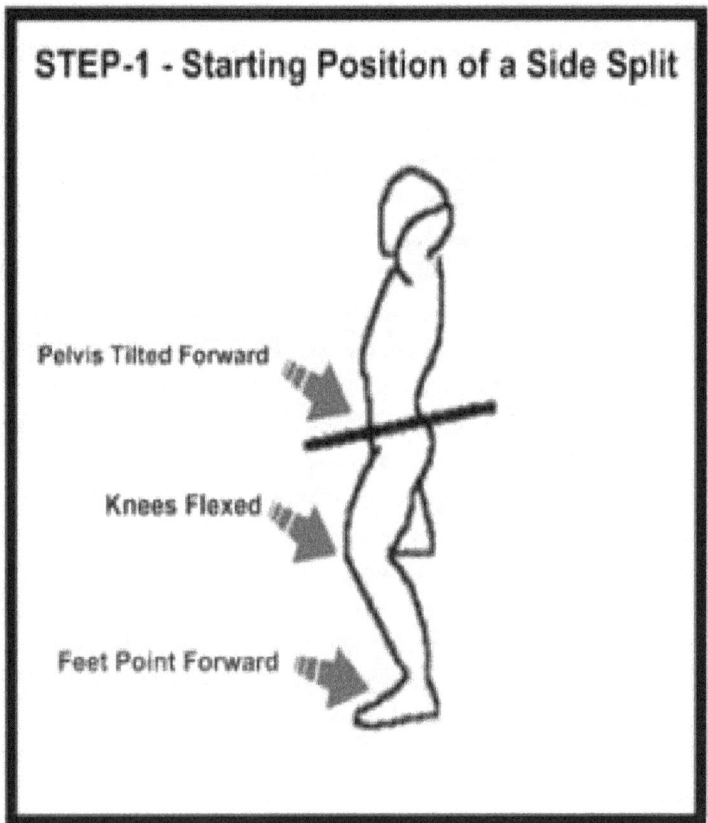

STEP-1 - Starting Position of a Side Split

Pelvis Tilted Forward

Knees Flexed

Feet Point Forward

- Pointez vos pieds vers l'avant

- Fléchissez vos genoux comme indiqué

- Dirigez vos pieds vers l'avant comme indiqué

- Répétez jusqu'à ce que vous puissiez le faire aisément

Étape 2) Commencer à faire le grand écart

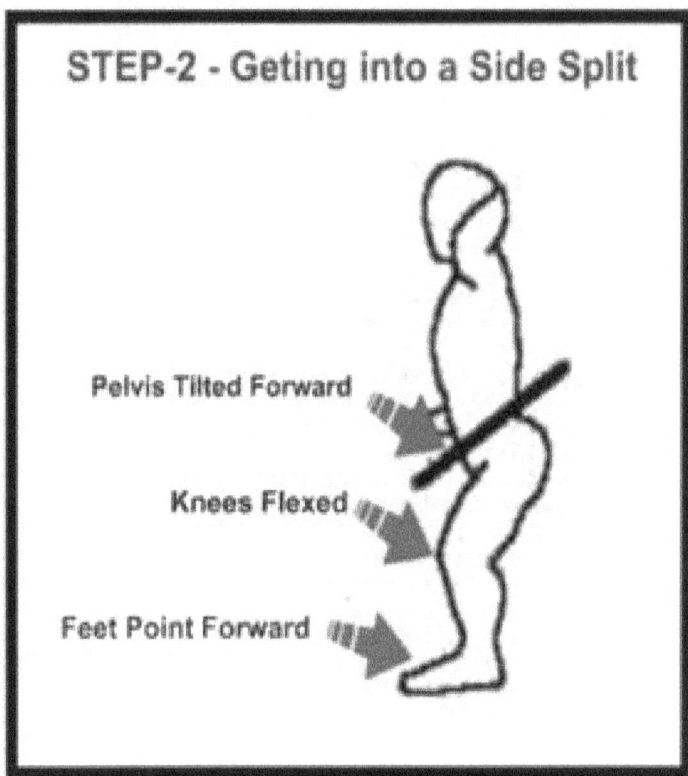

STEP-2 - Geting into a Side Split

Pelvis Tilted Forward

Knees Flexed

Feet Point Forward

- Écartez vos jambes sur le côté

- Penchez plus le pelvis comme indiqué

- Dirigez vos pieds vers l'avant comme indiqué

- Répétez jusqu'à ce que vous puissiez le faire aisément

Étape – 3) Grand écart avec pieds pointant vers le haut:

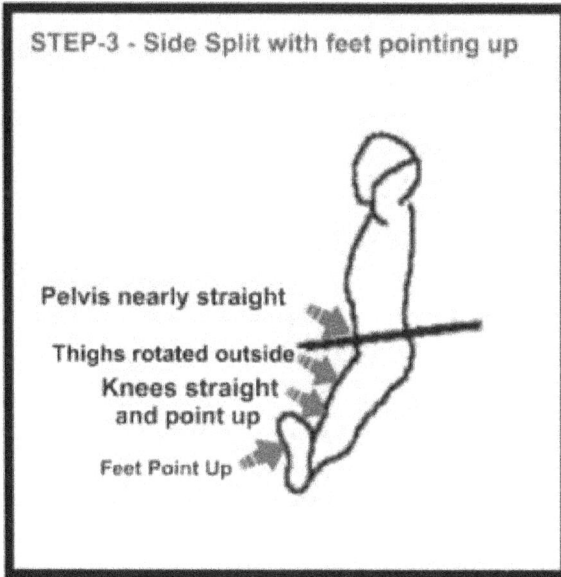

STEP-3 - Side Split with feet pointing up

Pelvis nearly straight

Thighs rotated outside
Knees straight
and point up

Feet Point Up

- Tenez vos hanches droites

- Tenez votre pelvis presque droit comme indiqué

- Tenez vos genoux droits et pointant vers le haut

- Faites pivoter votre cuisse vers l'extérieur comme indiqué

- Répétez jusqu'à ce que vous puissiez le faire aisément

Indicateur de référence

Maintenant, j'ai créé un indicateur de référence pour vous. Vérifiez votre performance « Étirement simple pour grand écart latéral » après vous être entrainé dans les trois étapes ci-dessus.

(1)   **Voir la figure ci-dessous.** D'ACCORD ! Gardez le dos droit et basculez votre bassin vers l'avant. Hanches vers l'avant, et sans laisser les fesses en arrière sur un grand écart latéral debout. Si vous pouvez le faire avec précision, votre référence = 2.

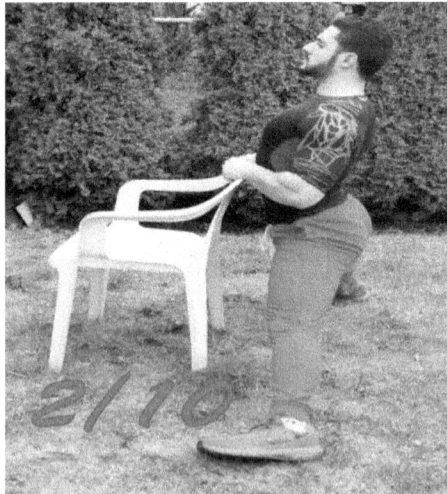

(2) **Voir la figure ci-dessous** et aligner vos chevilles, genoux et hanches. Si vous pouvez faire cette position de grand écart latéral correctement, votre référence = 4. Pas mauvais comme indice de référence.

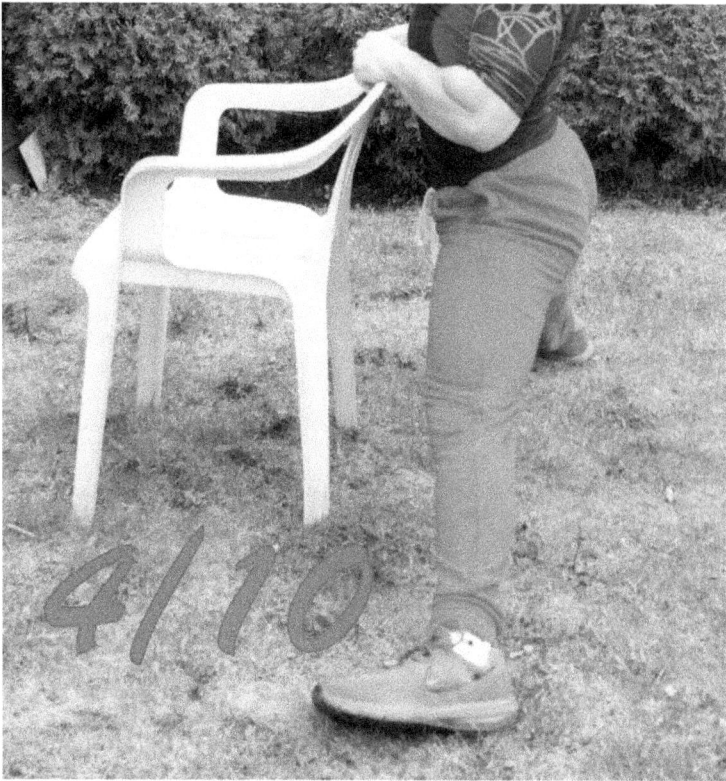

(3) **Regardez l'image ci-dessous,** et maintenez la position de vos hanches droite sur la chaise avec le dos droit et les chevilles, les genoux et les hanches alignés. Si vous pouvez le faire facilement et maintenir pendant 5 minutes après quelques essais, votre référence = 6.

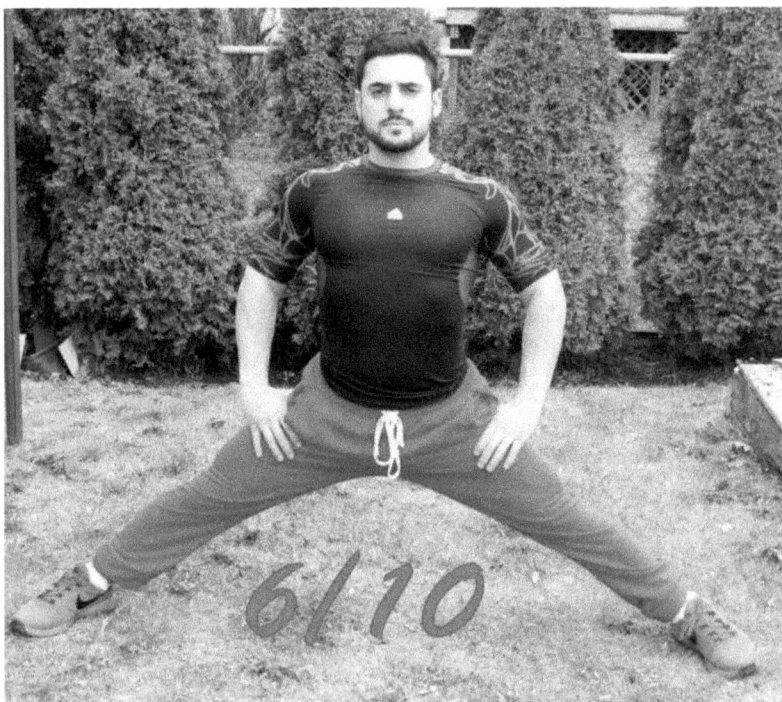

(4) Voir l'image ci-dessous. Étirez-vous plus et détendez-vous pendant au moins 2 minutes. Si vous pouvez le faire, votre référence = 8. Maintenez et passez pour obtenir un 10 parfait. Bonne chance!

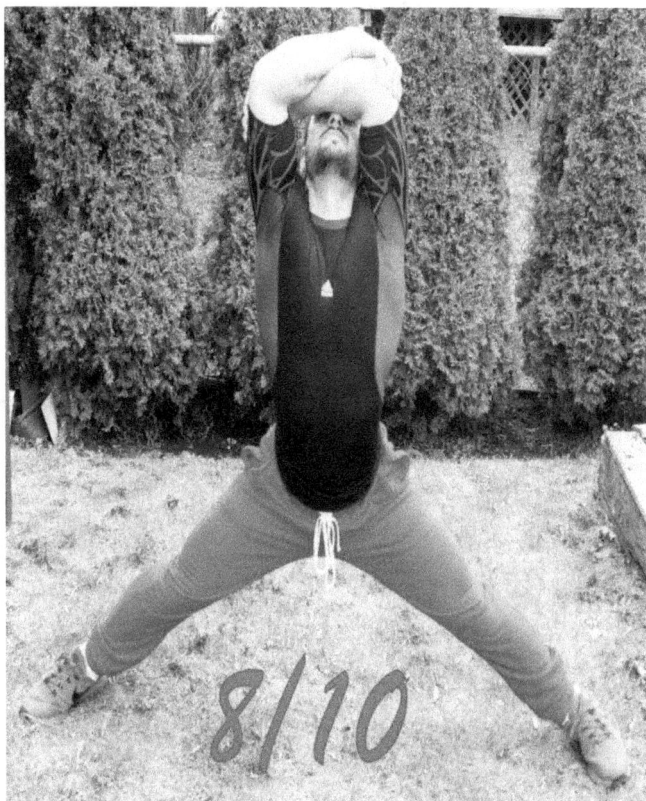

(5)   Maintenant, regardez l'image ci-dessous. C'est la position finale. Si vous pouvez rester dans cette position de grand écart latéral pendant 5 minutes, votre indice de référence = 10 = Score maximum. Bravo, c'est un grand succès!

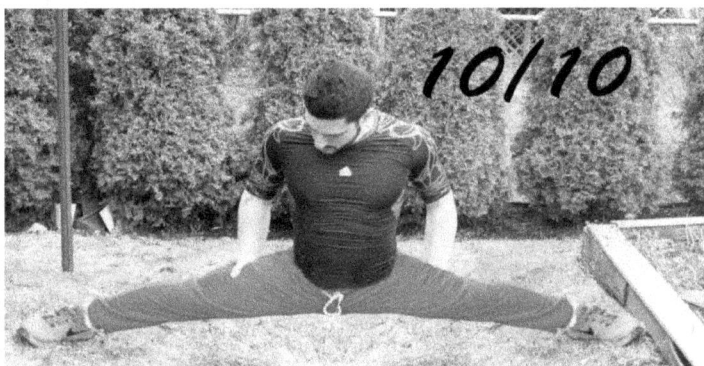

Chapitre 8 - Étirements avancés pour le grand écart complet

Une fois que vous avez atteint 10/10 dans l'étirement simple pour grand écart latéral ci-dessus, vous devez passer aux étirements avancés pour le grand écart latéral complet.

Étudiez les images et essayez d'imiter les postures ci-dessous :

Posture - 1

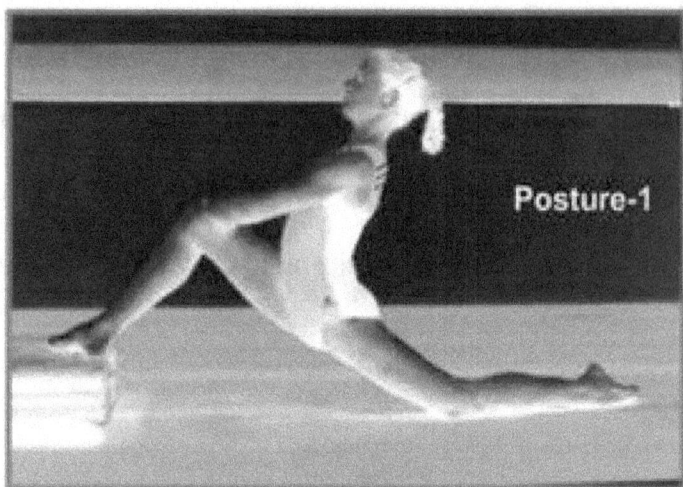

- Pour imiter l'étirement avancé ci-dessus, en position agenouillée mettre un pied devant vous sur un tapis.

- Posez l'autre pied sur une marche, ou un autre objet à un pied (30 cm) ou plus du sol.

- Pliez la jambe à 90 degrés et posez votre plat du pied sur le tapis.

- Garder vos hanches face au tapis, déplacer l'autre jambe tournée vers l'arrière, en pliant le genou derrière vous, jusqu'à ce que vous formiez un « mini grand écart » du genou au genou.

• Poussez vos hanches vers l'avant autant que possible, travailler à 180 degrés de genou au genou.

• Maintenir votre poitrine et vos mains sur votre genou avant.

• Essayez de maintenir cette position d'étirement pendant environ 30-60 secondes à chaque fois. Répétez 3 à 4 fois.

Posture - 2

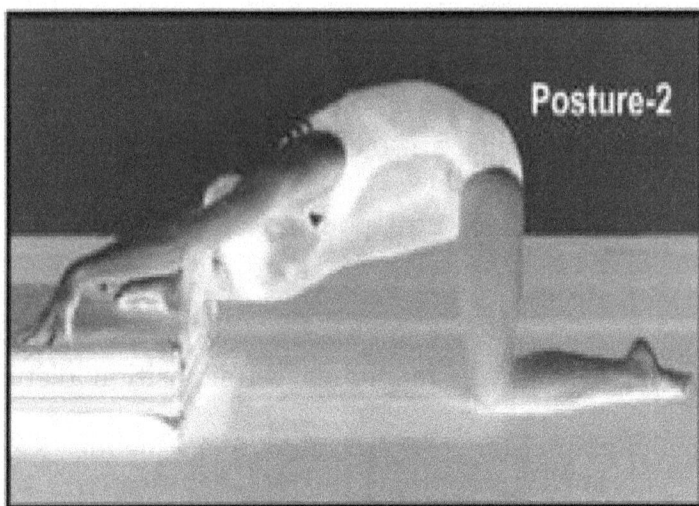

Posture-2

- À partir d'une position agenouillée, mettez une jambe droit devant vous sur le tapis.

- Déplacez votre corps, de sorte que seul le talon soit sur le tapis.

- Votre jambe arrière doit être à un angle de 90 degrés, et vos hanches devraient être dans une position « bien droite » - elles devraient être face au tapis, et non pas tournées d'une façon ou d'une autre.

- Gardez votre jambe avant toute droite et penchez vous en avant le plus possible.

- Essayez de tenir cette position d'étirement pendant 30-60 secondes à chaque fois.

- Répétez 4 à 5 fois jusqu'à ce que vous puissiez le faire facilement et sans douleur.

Posture - 3

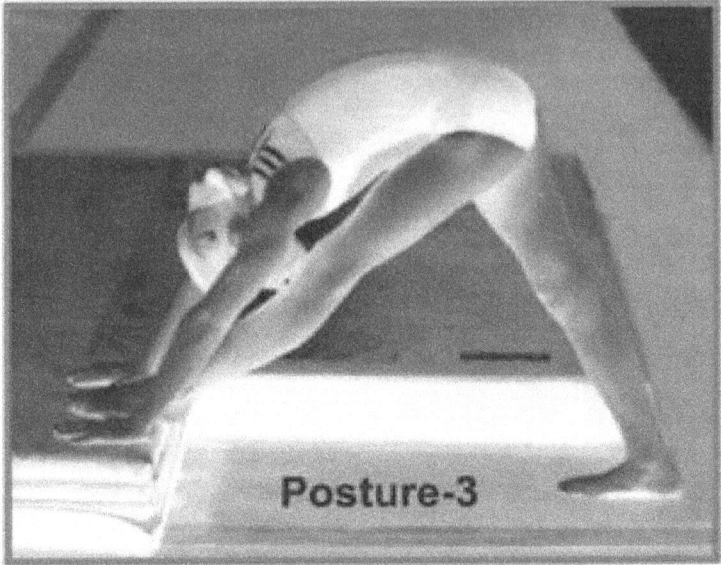

Posture-3

- A partir d'une position debout, mettez une jambe sur le tapis devant vous.

- En gardant les deux jambes droites et vos hanches bien droites, penchez-vous en avant autant que possible.

- Votre pied arrière doit être placé sur le sol et le pied droit ou légèrement tourné vers l'extérieur.

- Répétez 4 à 5 fois jusqu'à ce que vous puissiez le faire facilement.

Posture - 4

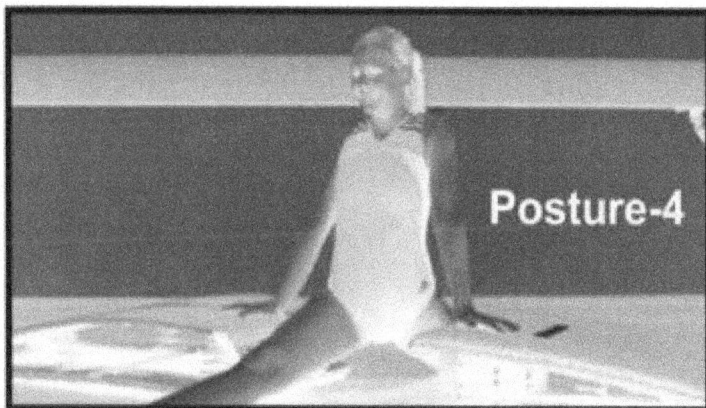

Posture-4

- Vous devez garder vos hanches dans une position bien droites par rapport votre corps.

- Votre torse doit faire face à l'avant, et non vers le côté.

- Vous devez le faire même si garder vos hanches bien droites signifie que vous ne pouvez pas aller aussi loin.

- Les deux jambes doivent être droites et légèrement tournées vers l'extérieur.

•   Vos orteils doivent être maintenus dans une position pointue.

•   Votre poitrine doit être droit, et sans se pencher en avant.

•   Vous pouvez faire cette Posture - 4 avec un peu d'essai.

•   Faites-le plusieurs fois jusqu'à ce que vous puissiez effectuer cet étirement avancé rapidement et facilement.

Posture - 5

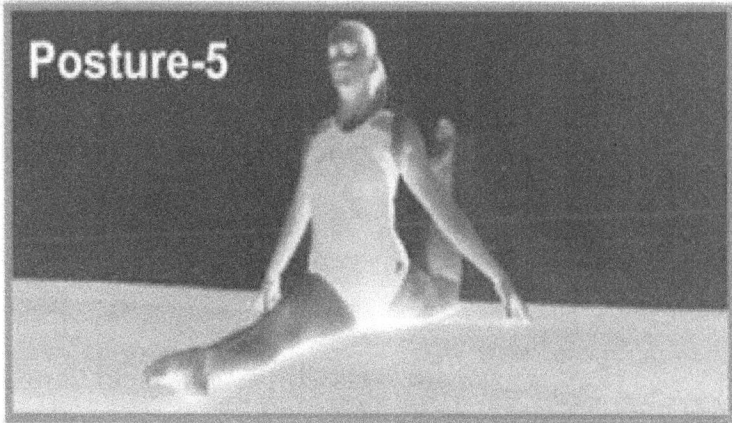

• Dans cette Posture - 5, vous devez vous assurer que vos hanches sont bien droites.

• Il est préférable d'essayer de faire votre écart contre un mur.

• Votre genou arrière touche presque le mur, et votre jambe arrière doit être pliée à un angle de 90 degrés vers le haut.

• Assurez-vous que votre pied arrière pointe droit vers le plafond.

- Vous pouvez également faire cette écartement avec un ami vous tenant la jambe et vous aidant à garder votre pied pointé vers le haut.

- Répétez cet écartement au moins 4 à 5 fois jusqu'à ce que vous atteigniez la perfection.

(Rappelez-vous, vous êtes très proche d'un grand écart parfait).

Posture - 6

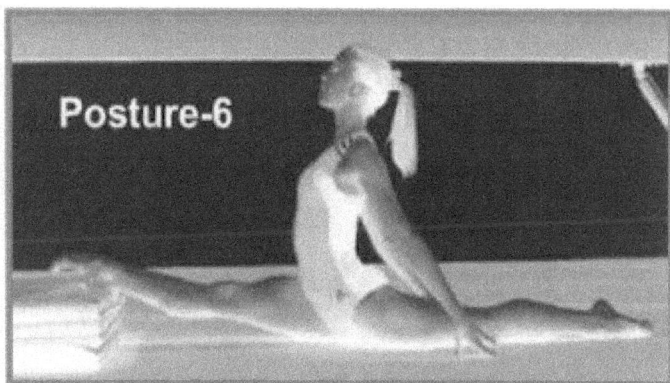

- Vous avez déjà fait un écartement bien droit sur le sol dans la Posture -5. Voir attentivement cette position.

- Ceci est juste une position un peu avancée, et juste à une étape d'un grand écart parfait. Maintenant, vous devez mettre votre pied sur le tapis. Cela permettra d'assurer que vos jambes sont sur écartées ou en d'autres termes un écart de plus de 180 degrés.

- Pour encore plus d'étirement, faites votre écart entre deux tapis ou deux tremplins.

- Répétez cet écart jusqu'à ce que votre posture soit juste une image miroir de la Posture-6.

Posture - Parfait

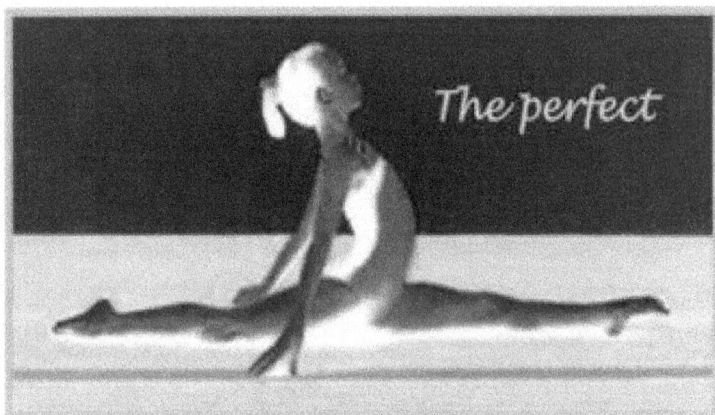

Ceci est « L'ÉCARTEMENT PARFAIT! »

Chapitre 9 - Conseils pour un « grand écart latéral » à 180 degrés.

Nous avons couvert suffisamment de documents illustratifs par lesquels vous pouvez développer la flexibilité nécessaire pour réussir grand écart latéral à 180 degrés. Cependant, vous devez lire les documents, reportez-vous aux chapitres 1 à 8, comprenez ces techniques et essayez de développer votre flexibilité pour répondre aux défis d'un écart latéral.

Le grand écart latéral nécessite moins de flexibilité. Je peux vous assurer, de par mes années d'expérience, que si vous vous étirez tous les jours, vous verrez probablement beaucoup d'amélioration de votre flexibilité. L'écartement se fait généralement vers l'avant avec les jambes étendues vers le côté à un angle de 180 degrés.

Les derniers « exercices quotidiens d'étirement en 7 étapes » pour atteindre votre objectif de grand écart latéral à 180 degrés

- **Étape 1)** trottinez pendant 5 minutes pour échauffer vos muscles - suivre « Chapitre -3 - Toujours s'échauffer en premier ».

- **Étape 2)** Tenez-vous sur vos pieds écartés de la largeur des épaules en pointant vos orteils légèrement vers l'extérieur. Pliez votre genou droit. Faites glisser votre jambe gauche jusqu'à ce que vous sentiez un étirement. Placez vos mains sur le sol devant vous et maintenir l'équilibre. Maintenez la position pendant 20 secondes. Répétez la même chose sur la jambe droite.

- **Étape 3)** Tenez-vous sur vos pieds avec les jambes jointes. Baissez le haut du corps vers la jambe - garder vos jambes droites. Entourez vos bras autour de l'arrière de vos jambes. Maintenez cette position pendant 20 secondes. Atteignez vos orteils avec les mains et maintenez pendant 20 secondes. Cela étire les ischio-jambiers.

• **Étape 4)** Placez vos pieds dans une large posture en « V ». Penchez le haut du corps vers le sol et maintenir pendant au moins 20 secondes. Maintenant attrapez votre pied gauche des deux mains et tentez de le maintenir pendant environ 20 secondes. De même, attrapez votre pied droit des deux mains et maintenez pendant 20 secondes.

• **Étape 5)** Placez vos pieds dans une large posture en « V ». Tournez votre torse vers la droite puis pliez le genou droit à un angle de 90 degrés. Gardez votre jambe gauche bien droite. Maintenez la position pendant environ 20 secondes. Répétez l'opération sur l'autre côté pour étirer les muscles fléchisseurs de la hanche.

- **Étape 6)** Asseyez-vous sur le sol avec les genoux pliés et les plantes de pieds jointes. Penchez-vous légèrement en avant avec le dos plat. Tirez vos pieds vers vous jusqu'à ce que vous sentiez l'étirement. Maintenez la position pendant 30 secondes pour étirer les muscles fessiers.

- **Étape 7)** Assis près d'un mur. Pliez vos genoux, puis posez les sur un tapis. Écartez vos genoux, pour que vos cuisses soient en position « V ». Les tibias doivent être à plat sur le tapis. Penchez-vous vers l'avant et placez vos avant-bras à plat sur le sol. Poussez votre torse en arrière vers le mur derrière vous. Gardez le dos plat. Maintenez la position pendant 20 secondes.

Chapitre 10 - Contractez & relaxez

Vous êtes passé par un exercice vigoureux d'étirement pour atteindre un grand écart latéral de 180 degrés ou 160 degrés. Il est maintenant temps pour se détendre.

Qu'est-ce qui se passe quand vous vous étirez?

Lorsque vous vous étirez, votre système nerveux active le réflexe myotatique ou la contraction musculaire en réponse à l'étirement dans le muscle. C'est un réflexe d'étirement - un mécanisme de défense naturelle de votre corps contre les déchirures musculaires. Vos muscles vont réagir quand ils sentent qu'ils sont allés trop loin. Les bonnes nouvelles sont que vous pouvez entrainer votre réflexe à signaler le danger beaucoup plus tard, améliorant ainsi votre gamme de traction avant du mouvement, qui détermine dans quelle mesure vous pouvez étirer vos muscles avant la surtension.

L'entrainement à la contracture et à la relaxation (CR Formation) est une action pour rendre tous vos muscles complètement détendus et enlever toute tension pour éviter d'autres blessures.

Il suffit de suivre les étapes suivantes :

Étape 1) Commencez votre formation CR avec la position du cheval.

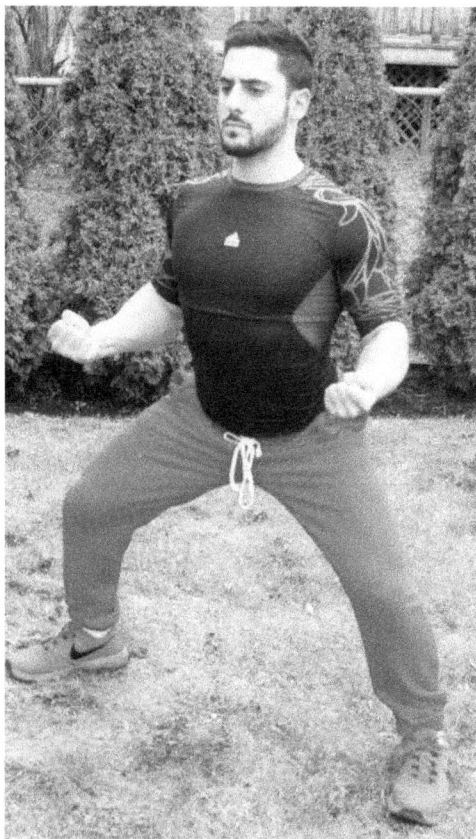

Un moyen facile pour prendre cette position est de se tenir droit et de plier les jambes légèrement. Placez votre corps de telle façon que vos mains reposent sur votre taille ou les hanches et les pieds parallèles, avec le dos droit et les genoux pliés. Maintenant commencez à écarter légèrement vos pieds de plus en plus loin de l'autre de sorte que cela étire les muscles du dos de la cuisse.

Si vous n'êtes pas à l'aise dans cette position la première fois, utilisez un certain soutien pour équilibrer votre corps mais rappelez-vous que le soutien ne doit pas être utilisé pour supporter votre poids corporel. Gardez vos genoux pliés à tout moment au cours de cette « position du cheval » , parce qu'il est nécessaire de stresser et de fatiguer vos muscles et non vos articulations. L'idée est de verrouiller vos genoux et donc de forcer l'articulation du genou. Vous devriez vous sentir détendu.

Étape 2) augmentez progressivement la pression sur vos muscles.

Vous pouvez le faire en les étirant largement à partir de la position du cheval. Vous commencerez à sentir une tension modérée. Rappelez-vous, nous entrainons vos muscles à s'habituer au stress et à la tension. Vous ne devriez pas vous pousser trop loin pour ressentir de la douleur. Faites-le à l'aise et prenez votre temps. Soyez patient. Vous vous sentirez détendu par la pratique et au fil du temps.

Étape 3) Lorsque vous sentez la première tension légère, faites ceci !

Maintenez votre position lorsque vous vous sentez la première tension légère. Ne vous inquiétez pas si, à ce stade, vous avez seulement déplacé vos pieds de quelques pouces, c'est le premier étirement, c'est donc le maximum que vous pouvez faire. Tout en maintenant cette position contractez vigoureusement vos muscles, assez que vos jambes commencent à trembler. Cela arrive parce que vous essayez de déplacer vos jambes proche l'une de l'autre, et pourtant vous les contractez. À ce moment vos jambes ressembleront à deux extrémités pointues de ciseaux.

Retenez votre CONTRACTION PENDANT AU MOINS 30 SECONDES ET HEURE ET CHRONOMÉTREZ LE AU MOYEN D'UNE MINUTERIE. NE TOUCHEZ PAS LE SOL OU N'UTILISEZ PAS DE SUPPORT POUR ALLÉGER VOTRE POIDS. CONCENTREZ LE POIDS SUR LES JAMBES.

NOTEZ: À ce stade, vos mains NE DOIVENT PAS être sur vos genoux, les genoux doivent être PLIÉS et les hanches ROULÉES. Le niveau de facilité du prochain écartement dépend de la durée de la première contraction intense.

Etape 4) étirements approfondis

Après la première contraction intense maintenez la posture pendant 30 secondes et laissez vos muscles se détendre. Effectuer un étirement plus profond en écartant plus vos jambes pour maintenir la tension sur vos muscles.

Ceci est la deuxième contraction. Maintenant, après la deuxième pression, ARRETEZ & CONTRACTEZ DE NOUVEAU pendant 30 secondes. Lorsque cette contraction est terminée, DÉTENDEZ vos muscles et faites un ÉTIREMENT plus profond et intense.

Maintenant, la troisième fois quand vous faites un étirement, et que vous pouvez sentir une CONTRACTION, maintenez cette position pendant la même durée. C'est la 3ème contraction. Lorsque cette contraction est terminée ramenez les jambes proches l'une de l'autre, secouez les, promenez vous et détendez vous pendant 3-4 minutes. Vous vous sentirez beaucoup mieux. Êtes-vous un peu confus ?

Résumons les 4 étapes:

TROIS CONTRACTIONS INTENSE D'UNE DURÉE DE 30 SECONDES CHAQUE DONNE UN ENSEMBLE COMPLET DE CONTRACTIONS.

• Alignez votre corps en position de cheval, déplacez vos pieds en les écartant, créant une sensation de tension de vos muscles, ARRETEZ et CONTRATEZ pendant 30 secondes.

- Maintenez cette contraction.

- Répétez ce processus deux fois jusqu'à ce que la troisième contraction soit proche de créer un PROFOND ETIREMENT.

- Arrêtez de tirer et DÉENDEZ VOUS.

Temps de récupération :

3-4 minutes, mais ne vous inquiétez pas, ce temps peut sûrement varier d'une personne à. Donc, si vous avez besoin de plus de temps pour relâcher vos muscles ou vous détendre, prenez ce temps parce que nous ne voulons pas que vous soyez démotivé dans vos progrès.

Étape 5) Effectuez une séance d'étirements.

Vous pouvez le faire en effectuant trois à cinq ENSEMBLES TOTAUX DE CONTRACTIONS.

Étape 6) Dernière Contraction intense.

Cette étape est une modification de la dernière contraction et un peu difficile à faire. Cela prendra également plus de temps.

Maintenez la toute DERNIÈRE CONTRACTION INTENSE pour une très longue durée de temps qui est de 60-90 secondes. C'est à cause de cette durée que la dernière étape est nécessaire pour RESULTATS FINAUX FORMIDABLES parce que c'est une tâche pénible de tenir la contraction pendant une aussi longue période de temps.

Maintenant, quittez la position avec précaution et détendez vous et relâchez vos muscles.

Pendant votre progression avec les techniques d'étirement plutôt que de simplement laisser tomber la méthode complètement et lui donner un nouveau départ à chaque fois, vous devriez plutôt faire des MINI CONTRACTIONS à mi-chemin des étirements.

1. Écartez vos pieds jusqu'à ce que vous ayez atteint quelques pouces

2. Arrêtez

3. Faites des mini contractions pendant 3-5 secondes

4. Déplacez vos pieds encore une fois jusqu'à ce que vous ayez atteint quelques pouces de plus

5. Arrêtez à nouveau

6. Faites ENCORE des mini contractions pendant 3-5 secondes

7. Répétez ce processus une fois de plus

8. Continuer à le faire jusqu'à ce que vous commenciez à vous sentir TENDU sur vos cuisses

9.   Après avoir senti la pression, faire la CONTRACTION EXTREME de 30 secondes.

Oui, vous avez terminé ! Vous avez réussi à ALLONGER vos muscles par LA RÉPÉTITION DE CONTRACTIONS ISOMÉTRIQUES.

Sachez la vérité suivante au sujet des étirements détendus :

•   Vous pouvez faire des étirements détendus à tout moment, en tout lieu, et sans échauffement.

•   Vous devez être patient tout en faisant les étirements détendus.

•   Ne jamais sauter pendant un étirement.

•   Faites les étirements détendus à la toute fin des séances d'entraînement.

- La fréquence optionnelle des étirements détendus est d'une fois par jour.

- Faites pivoter votre bassin pour prévenir la douleur survenant en haut du bassin.

- Contrairement à l'étirement dynamique, il ne provoque pas de fatigue, ce qui signifie que même après une séance d'entraînement intense, vous pouvez encore, faire une routine d'étirement complète.

- Cela peut se faire à tout moment de la journée avec ou sans échauffement.

- Cela peut être fait par toute personne quel que soit son niveau de forme physique.

- C'est la forme la plus agréable d'étirement et vous vous sentirez complètement détendu.

A ce stade, essayer d'avoir 5 minutes pour penser à vos attentes et la façon dont

cela est en train de vous changer maintenant et à l'avenir. Nous allons maintenant ajouter quelques documents importants pertinents pour la « METHODE DE GRAND ÉCART. »

Eh bien, je pense qu'il est nécessaire de répondre à certaines questions pertinentes qui sont souvent posées par les participants.

Chapitre 11 - Pratiquez le grand écart tous les jours

Lorsque vous faites le grand écart, vous écartez vos jambes à angle droit par rapport à votre torse. Comme je l'ai mentionné à plusieurs reprises, pour faire le grand écart, vous devez être assez flexible.

Vos pieds fonctionnent mieux lorsque vos jambes sont réparties sur une surface plane. Alors que certaines personnes sont naturellement plus souples que d'autres, vous pouvez améliorer votre flexibilité avec une pratique régulière.

Pratiquer le grand écart tous les jours pour voir une amélioration

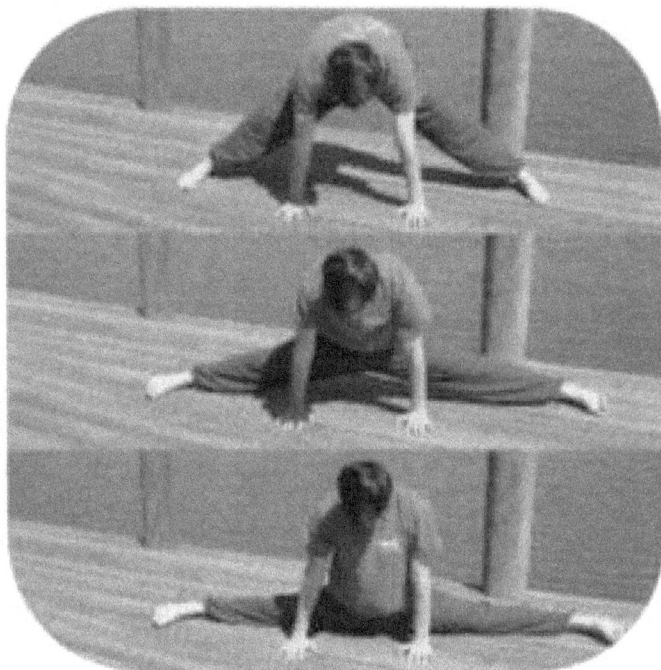

Si vous n'êtes toujours pas en mesure de faire un grand écart complet, pratiquez des étirements quotidiens, et vous verrez que vous pouvez écarter vos jambes un peu plus chaque jour – pour de futurs grands écarts réussis.

- **Étape 1) :** Échauffez vos muscles en marchant, en trottinant ou en réalisant des exercices comme indiqué dans le chapitre - 4 - « Toujours s'échauffer en premier » - Page - 15, ou vous pouvez recourir à un autre exercice cardio-vasculaire. Si vous ne pas échauffez correctement avant de tenter le grand écart, vous pourriez vous blesser.

- **Étape 2) :** Choisissez quelle jambe sera en avant. La plupart des gens ont une plus grande flexibilité d'un côté. Découvrez votre flexibilité par essai.

- **Étape 3) :** Placez un pied vers l'avant et l'autre derrière vous.

- **Étape 4) :** Glissez en vous écartant. Vous descendrez lentement jusqu'à un pouce du sol.

- **Étape 5) :** Utilisez vos bras pour stabiliser votre corps, quand vous vous approchez du sol. Vos mains doivent être placées sur le sol pour le soutien.

- **Etape 6)** : Arrêtez de glisser lorsque vous ressentez une gêne dans vos jambes. Ne continuez pas si vous ressentez une douleur. Si vous le faites, vous pouvez étirer un muscle.

- **Étape 7)** : Restez dans la position de grand écart pendant quelques minutes. Cela aidera vos muscles à s'habituer à la position.

- **Étape 8)** : Pratiquez le grand écart tous les jours. Vous verrez que vous pouvez vous rapprocher du grand écart complet chaque fois que vous pratiquez.

Vous devez enregistrer vos progrès quotidiens, et, nous l'espérons, vous ferez le complet plus tôt que vous le pensez ! :)

Chapitre 12 - Étirements des jambes

J'ai fait exprès que de consacrer un chapitre entier sur les étirements de la jambe. Vous pouvez vous demander – pourquoi ? Les étirement des jambes sont un facteur critique pour les grands écarts latéraux, la santé du bas du dos, et le confort. Lorsque les muscles des jambes deviennent serrés et courts (ça arrive souvent après être resté assis pendant de longues périodes de temps), ils peuvent bloquer le bassin empêchant un éventuel mouvement. Lorsque le bassin est dans une position bloquée, le bas du dos peut se raidir, quand il essaie de compenser le mouvement.

Quel devrait être votre objectif en effectuant les étirements de la jambe ?

Votre objectif devrait être d'allonger les muscles adducteurs afin qu'ils n'empêchent pas le mouvement naturel de votre bassin pendant les grands écarts. Regardez les photos ci-dessous.

Exercices d'étirements de base de la jambe

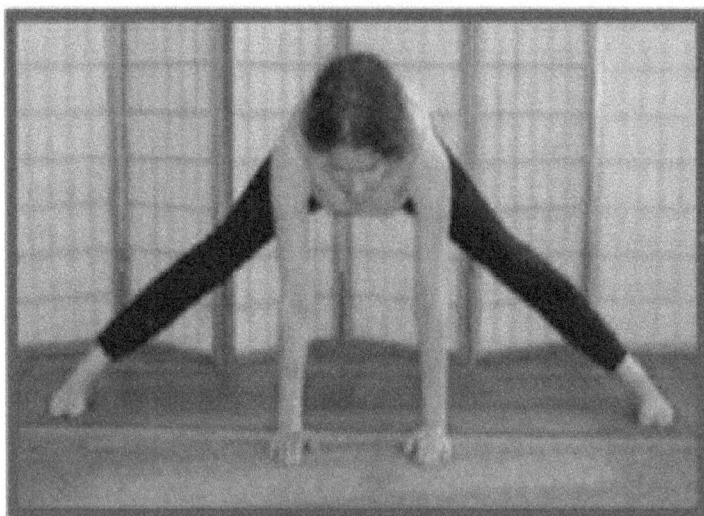

Descendez doucement et sans forcer en un grand écart latéral. Jusqu'où vous êtes en mesure d'aller n'est pas important. Ce qui est important est que vous sentiez un étirement confortable. Encore une fois, si vous poussez vos muscles trop fort, ils vont se rebeller.

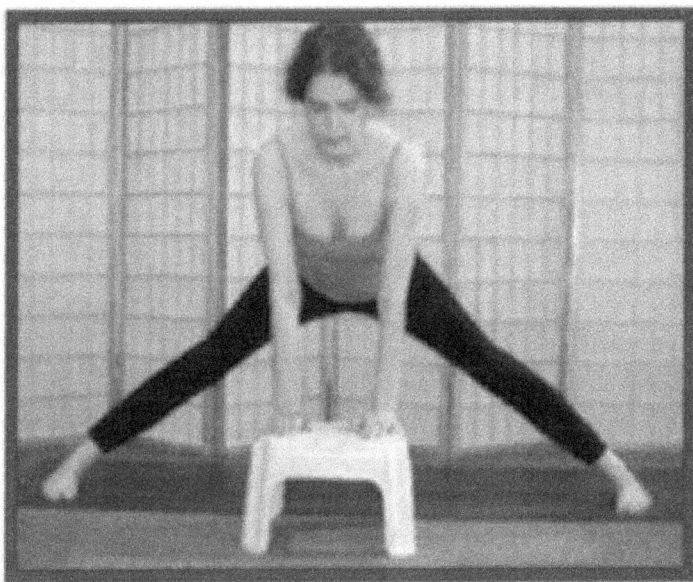

Si vous n'êtes pas en mesure de poser vos mains sur le sol, utilisez quelque chose d'autre pour le soutien. Voir la photo sur la page suivante.

Si la pièce ci-dessus est pas assez élevée pour vous, vous pouvez utiliser une chaise ou même un comptoir. Installez-vous confortablement dans cette position, puis avancez légèrement d'avant en arrière afin de sentir une augmentation rythmique ou une diminution de l'étirement de la jambe. Ne pas passer plus de 30 secondes. Il est préférable d'arrêter et de répéter.

Étirements de jambe pour les ischio-jambiers:

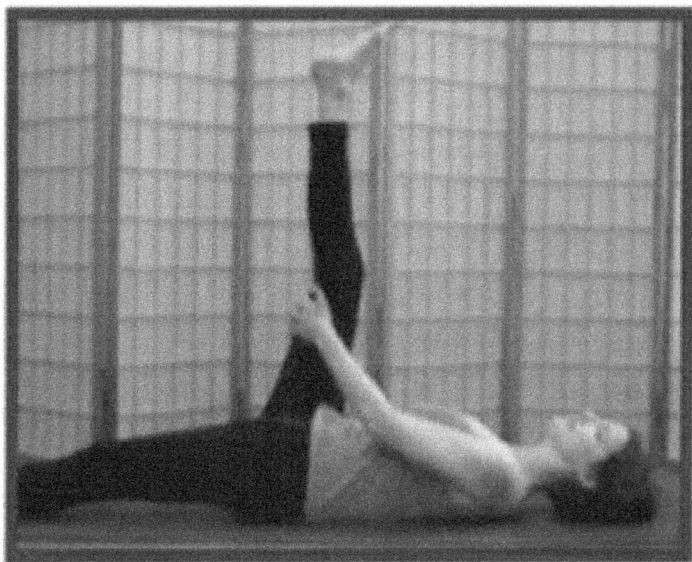

Pour assurer le confort du bas du dos et pour empêcher la progression des symptômes de la sciatique les ischio-jambiers doivent être soumis à une séance d'étirement régulière.

Ceux qui sont en position assise pour une grande partie de la journée sont particulièrement sujettes à des ischio-jambiers serrés et courts. Des ischio-jambiers serrés, tout comme des adducteurs serrés, peuvent exercer un effet puissant d'immobilisation sur le bassin, ce qui met de la tension sur le bas du dos.

Allongez-vous sur le dos avec une jambe allongée sur le sol. Saisissez l'arrière de la cuisse de l'autre jambe et tirez vers le plafond. Ne vous inquiétez pas si votre jambe ne se redresse pas tout à fait ! Ce qui est important, c'est que vous redressiez aussi loin que vous êtes en mesure de faire sans trop de pression, maintenez pendant 2 secondes seulement, puis relâchez le genou pour qu'il se plie complètement. Maintenant, répétez 10 fois.

Deux choses distinguent probablement cet étirement des ischio-jambiers des étirements que vous avez fait dans le passé :

1.   Vous n'êtes pas en train d'essayer d'étirer les ischio-jambiers, tout en maintenant votre poids corporel, comme vous le feriez dans une position debout

2.   Vous ne maintenez pas l'étirement pendant plus de 2 secondes. À la place, vous répétez l'étirement 10 fois.

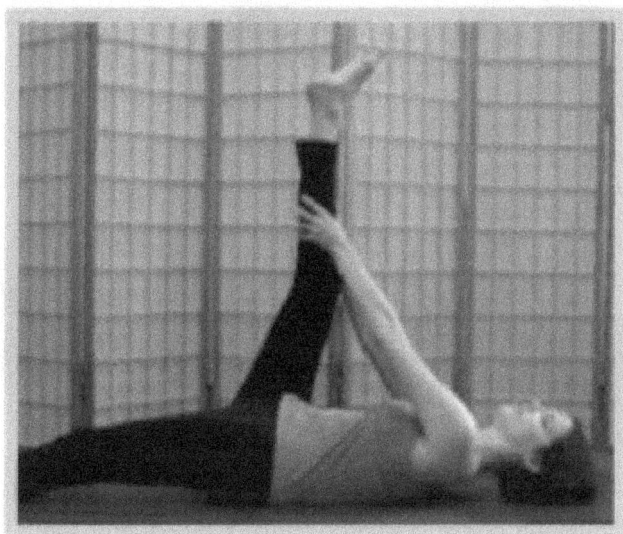

Pour les ischio-jambiers très serrés, j'ai trouvé que cette stratégie est beaucoup plus efficace que les étirements statiques où l'étirement est maintenu pendant, disons, 30 secondes. Pour ceux qui souhaitent obtenir un étirement plus profond attrapez plus haut sur la jambe pendant la phase d'allongement comme indiqué dans l'image ici.

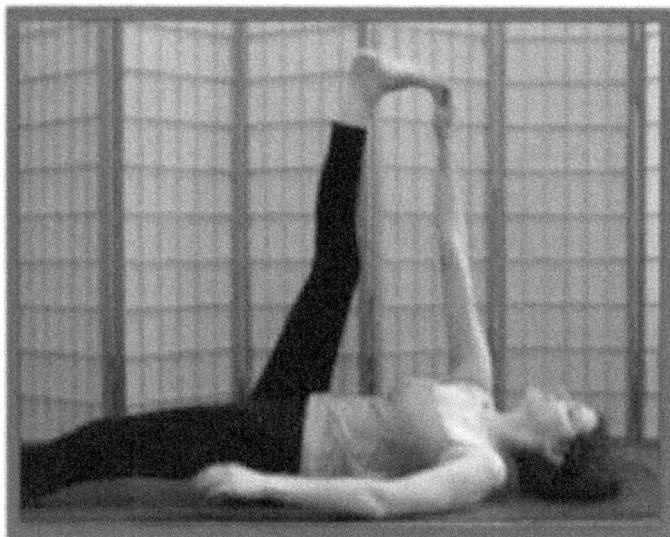

Voir l'image ci-dessus. Vous pouvez atteindre le plus profond étirement du pied au cours du processus allongement comme indiqué dans l'image ici.

Étirements de la jambe pour les quadriceps:

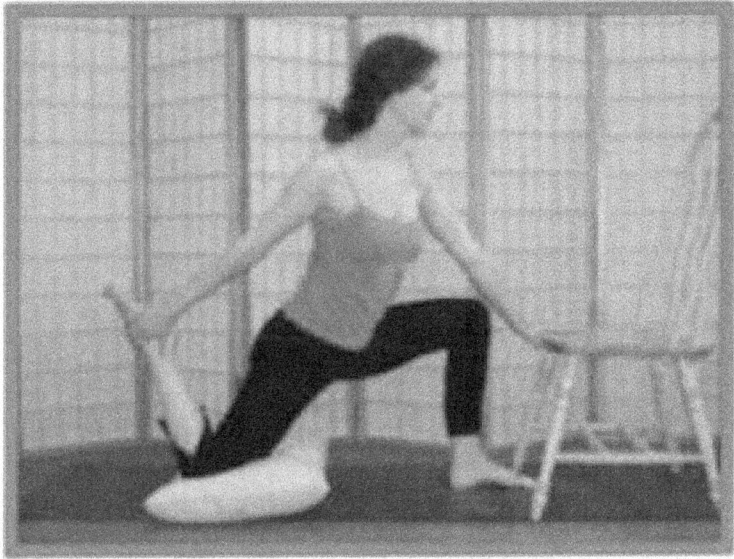

Mon objectif est d'allonger les muscles du quadriceps (le devant du haut de la cuisse) afin qu'ils ne tirent pas sur le bassin dans un couple antérieur, ce qui peut mettre une pression le bas du dos.

La version à genoux: Commencez dans la position de base comme indiqué sur l'image ci-dessus.

Maintenant, penchez vous en avant, tout en retenant la cheville de sorte que vous sentiez un approfondissement de l'étirement dans les quadriceps. Tenir plus que 1-2 secondes, puis redressez vous. Répétez 4-6 fois, en essayant chaque fois de descendre un peu plus bas dans l'étirement.

Changez de jambe et répétez cette séquence. Voir l'image ci-dessous :

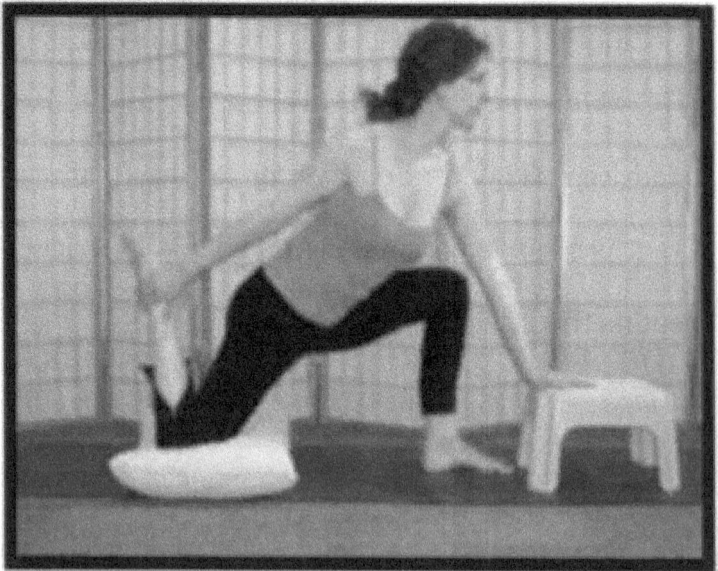

La version allongée sur le côté :

Commencez en position allongée sur le côté indiqué sur l'image de la page suivante.

Maintenant tirez le genou gauche en arrière tout en stabilisant la cheville gauche et maintenez pas plus que 1-2 secondes (Ne pas essayer de tenir plus longtemps car cela développe de la fatigue).

Tirez en arrière de nouveau, sentez l'étirement du quadriceps pour seulement 1-2 secondes, puis revenez à la position de départ. Répétez 4-6 fois.

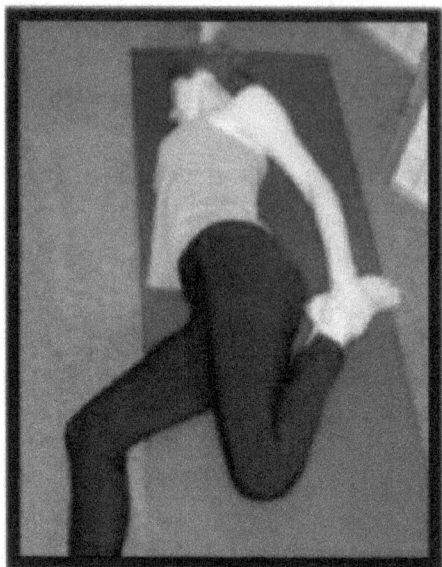

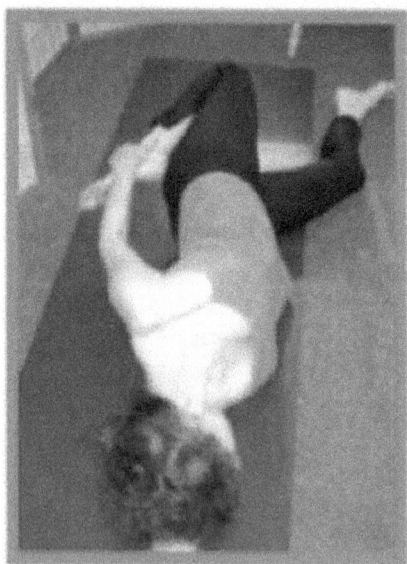

Répéter la séquence entière de l'autre côté, comme indiqué dans le tableau.

Comment améliorer votre sécurité de flexibilité pendant le grand écart.

Encore une fois, je ne peux pas trop le répéter. Vous ne devriez pas faire l'erreur commune d'essayer de pousser trop fort pendant des étirements. Ce faisant, vous risquez de déchirer vos fibres musculaires. Les muscles ont une réponse protectrice appelée « Stretch Reflex » qui contracte le muscle pendant des étirements durs. Ainsi, pousser trop dur a un effet préjudiciable. Vous n'obtenez pas le résultat souhaité et en même temps vous risquez de déchirer vos muscles. Donc, la meilleure technique consiste à faire des étirements en douceur et progressivement sur une longue période de temps.

Chapitre bonus : Tutoriel d'étirement sur vidéo

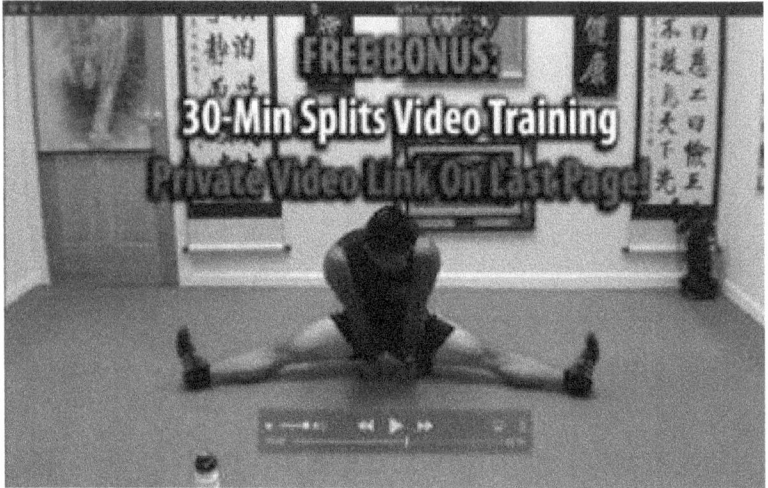

http://www.hmwpublishing .com/splitsbonus

* S'il vous plaît ne pas partager cette vidéo. Ceci est un lien non coté vers l'URL de la vidéo et est destiné à être vu par les clients qui ont acheté ce livre seulement. Je vous remercie.

Mots de la fin

Merci encore d'avoir acheté ce livre !

J'espère vraiment que ce livre est en mesure de vous aider.

La prochaine étape est de vous abonner à notre bulletin électronique pour recevoir des mises à jour sur les nouvelles versions de livres ou les promotions à venir. Vous pouvez vous inscrire gratuitement et en prime, vous recevrez également notre livre « 7 erreurs de remise en forme que vous faites sans le savoir » ! Ce livre bonus met à plat beaucoup d'erreurs de conditionnement physique les plus courantes et démystifie beaucoup de la complexité et de la science de remise en forme. Avoir toutes ces connaissances de remise en forme et de la science organisée dans un livre étape par étape vous aidera à démarrer dans la bonne direction votre voyage de remise en forme! Pour vous joindre à notre bulletin électronique gratuit et réclamer votre livre gratuit, s'il vous plaît visitez le lien et inscrivez-vous **:www.hmwpublishing.com/gift**

Enfin, si vous avez aimé ce livre, je voudrais vous demander une faveur, seriez-vous assez aimable pour laisser un commentaire pour ce livre? Ce serait vivement apprécié!

Merci et bonne chance dans votre voyage!

A propos du co-auteur

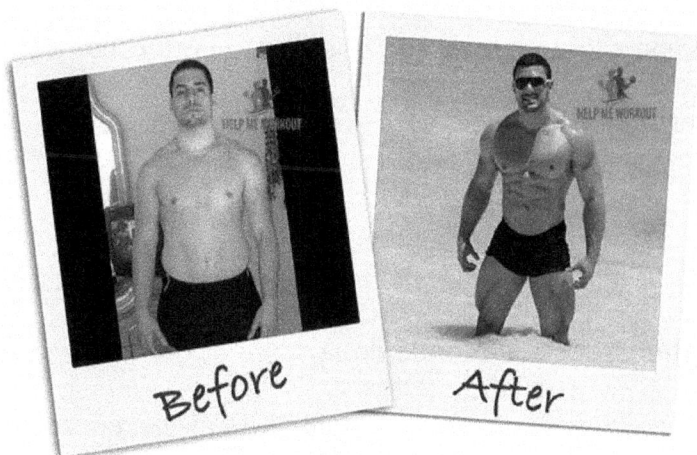

Before   After

Mon nom est George Kaplo; Je suis un entraîneur personnel certifié de Montréal, Canada. Je vais commencer par dire que je ne suis pas le plus grand gars que vous ayez jamais rencontré et cela n'a jamais vraiment été mon objectif. En fait, j'ai commencé à travailler quand j'étais plus jeune pour surmonter ma plus grande insécurité, qui était mon manque de confiance en soi. Cela était dû à ma taille de seulement 5 pieds 5 pouces (168cm), ce qui m'a découragé de tenter quoi que ce soit que je voulais réaliser dans la vie. Vous pouvez passer par des défis en ce moment, ou vous pouvez tout simplement vous mettre en forme, et je peux certainement en parler.

Pour moi personnellement, je suis toujours un peu intéressé par le monde de la santé et de remise en forme et je voulais gagner un peu de muscle en raison des nombreuses brimades dans mon adolescence sur ma taille et mon corps en surpoids. Je me suis dit que je ne pouvais rien faire de ma taille, mais que je pouvais faire quelque chose sur ce à quoi mon corps ressemblait. Ce fut le début de mon voyage de transformation. Je ne savais pas par où commencer, mais je me suis lancé. Je me sentais inquiet et j'avais parfois peur que d'autres personnes se moquent de ma manière de faire les exercices dans le mauvais sens. J'ai toujours souhaité d'avoir à mes côtés un ami qui serait assez bien informé pour m'aider à démarrer et « me montrer les ficelles. »

Après beaucoup de travail, d'études et d'innombrables essais et erreurs. Certaines personnes ont commencé à remarquer que je devenais de plus en plus en forme et comment je commençais à porter un vif intérêt pour le sujet. Cela a conduit beaucoup d'amis et de nouveaux visages à venir me voir et me demander des conseils de remise en forme. Au début, il semblait étrange quand les gens me demandent de les aider à se mettre en forme. Mais ce qui m'a aidé à poursuivre, c'est quand ils ont commencé à voir des changements dans leur propre corps et m'ont dit que c'est la première fois qu'ils ont vu des résultats concrets! A partir de là, plus de gens ont continué à m'approcher, et il m'a fait prendre conscience après avoir tant lu et étudié dans ce domaine que cela m'a aidé, mais cela m'a aussi permis d'aider les autres. Je suis maintenant un entraîneur personnel entièrement certifié et j'ai formé à ce jour de nombreux clients qui ont obtenu des résultats étonnants.

Aujourd'hui, mon frère Alex Kaplo (également un entraîneur personnel certifié) et moi possédons et exploitons cette entreprise d'édition, où nous amenons des auteurs passionnés et experts à écrire sur des sujets de santé et de remise en forme. Nous organisons également un site de remise en forme en ligne « HelpMeWorkout.com » et j'aimerais me connecter avec vous en vous invitant à visiter le site Web à la page suivante et en vous inscrivant à notre bulletin électronique (vous pourriez même obtenir un livre gratuit).

Enfin, et non des moindres, si vous êtes dans la position où j'étais une fois et que vous voulez quelques conseils, n'hésitez pas à demander ... Je serai là pour vous aider!

Votre ami et entraîneur,

George Kaplo

Entraîneur personnel certifié

Télécharger un autre livre gratuitement

Je tiens à vous remercier d'avoir acheté ce livre et vous offre un autre livre (tout aussi long et utile que ce livre), «santé et remise en forme : les erreurs que vous faites sans le savoir », totalement gratuit.

Visitez le lien ci-dessous pour vous inscrire et le recevoir: **www.hmwpublishing.com/gift**

Dans ce livre, je corrigerai les erreurs de santé et de remise en forme les plus courantes, vous commettez probablement en ce moment, et je vais vous révéler comment vous pouvez facilement obtenir dans la meilleure forme de votre vie!

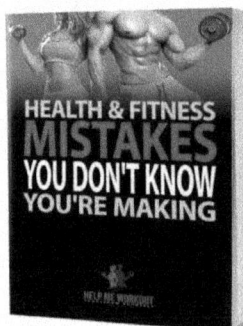

En plus de ce cadeau précieux, vous aurez aussi l'occasion d'obtenir nos nouveaux livres gratuitement, recevoir des cadeaux, et recevoir d'autres e-mails intéressants de ma part. Encore une fois, visitez le lien pour vous inscrire:

 www.hmwpublishing.com/gift

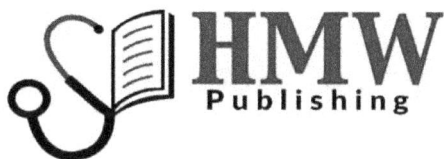

Pour plus de livres intéressants visiter :

HMWPublishing.com